QUESTION

DE

JURISPRUDENCE

MÉDICO - LÉGALE

SUR

LA VIABILITÉ EN MATIÈRE CIVILE ET EN MATIÈRE CRIMINELLE;
LA MONOMANIE HOMICIDE ET LA LIBERTÉ MORALE; LA
RESPONSABILITÉ LÉGALE DES MÉDECINS;

PAR

C. P. COLLARD DE MARTIGNY,

LICENCIÉ EN DROIT DE LA FACULTÉ DE PARIS;
VICE-SECRÉTAIRE DU COMITÉ DES PRISONS DE LA SOCIÉTÉ DE LA MORALE CHRÉTIENNE;
MEMBRE DE L'ATHÉNÉE DE MÉDECINE, DES SOCIÉTÉS MÉDICALES D'ÉMULATION, DE CHIMIE MÉDICALE
ET ANATOMIQUE DE PARIS;
DES ACADÉMIES ROYALES DES SCIENCES ET BELLES-LETTRES DE NANCY ET DE DIJON;
DE LA SOCIÉTÉ D'ÉMULATION DES VOSGES;
DES SOCIÉTÉS DE MÉDECINE DE MONTPELLIER, METZ, ÉVREUX, AMIENS.

A PARIS,

CHEZ MADAME AUGER-MÉQUIGNON, LIBRAIRE,
RUE DE L'ÉCOLE-DE-MÉDECINE, N°. 13 (bis);

CHEZ PONTHIEU ET DELAUNAY, LIBRAIRES,
AU PALAIS-ROYAL;

ET CHEZ NÈVE, LIBRAIRE,
AU PALAIS-DE-JUSTICE.

1828.

QUESTIONS

DE

JURISPRUDENCE

MÉDICO - LÉGALE.

NOUVEAUX CONSEILS AUX FEMMES SUR L'AGE PRÉTENDU CRITIQUE, ou Conduite à tenir lors de la cessation des règles : par C. S. D. M. P., Membre de plusieurs Sociétés savantes. Paris, 1828, in-8°., br.   1 fr. 25 c.

MANUEL DE LA PHYSIOLOGIE HUMAINE, ou Description succincte des Phénomènes de son organisation ; par Ph. HUTIN, interne des hôpitaux civils de Paris. Paris, 1826, in-18, br.
4 fr. 50 c.

PRÉCIS ÉLÉMENTAIRE D'HYGIÈNE ; par MM. Buchez et Trelat, D. M. P. Paris, 1825, in-12, br.   1 fr. 50 c.

PRÉCIS SUR LE CROUP, ses causes, ses symptômes et les moyens de les prévenir, avec deux observations de guérison obtenue par l'application de moxa ; par A. Rivallié, D. M. P. Paris, 1826, in-8°., br.   1 fr. 50 c.

Sous presse pour paraître incessamment :

LEÇONS DE M. AMUSSAT, Docteur en chirurgie, Membre de l'Académie royale de Médecine, Professeur d'anatomie et de physiologie à l'Athénée, Professeur particulier d'anatomie topographique et de médecine opératoire : SUR LES MALADIES DES ORGANES GÉNITAUX ET URINAIRES DE L'HOMME ET DE LA FEMME, considérés sous les rapports anatomiques et physiologiques ; SUR LES HERNIES ET LES FISTULES STERCORALES ; publiées sous ses yeux, par MM. Adolphe Petit et Delphin Thiaudière, ses élèves, un vol. in-8°.

IMPRIMERIE DE GUEFFIER,
Rue Mazarine, n°. 13.

QUESTIONS

DE

JURISPRUDENCE

MÉDICO - LÉGALE

SUR

LA VIABILITÉ EN MATIÈRE CIVILE ET EN MATIÈRE CRIMINELLE;
LA MONOMANIE HOMICIDE ET LA LIBERTÉ MORALE; LA
RESPONSABILITÉ LÉGALE DES MÉDECINS;

PAR

C. P. COLLARD DE MARTIGNY,

LICENCIÉ EN DROIT DE LA FACULTÉ DE PARIS;
VICE-SECRÉTAIRE DU COMITÉ DES PRISONS DE LA SOCIÉTÉ DE LA MORALE CHRÉTIENNE;
MEMBRE DE L'ATHÉNÉE DE MÉDECINE, DES SOCIÉTÉS MÉDICALES D'ÉMULATION, DE CHIMIE MÉDICALE
ET ANATOMIQUE DE PARIS;
DES ACADÉMIES ROYALES DES SCIENCES ET BELLES-LETTRES DE NANCY ET DE DIJON;
DE LA SOCIÉTÉ D'ÉMULATION DES VOSGES;
DES SOCIÉTÉS DE MÉDECINE DE MONTPELLIER, METZ, ÉVREUX, AMIENS.

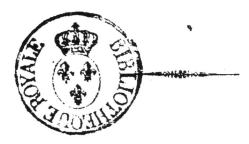

A PARIS,

CHEZ MADAME AUGER-MÉQUIGNON, LIBRAIRE,
RUE DE L'ÉCOLE-DE-MÉDECINE, N°. 13 (bis);

CHEZ PONTHIEU ET DELAUNAY, LIBRAIRES,
AU PALAIS-ROYAL;

ET CHEZ NÈVE, LIBRAIRE,
AU PALAIS-DE-JUSTICE.

1828.

DISCUSSION

MÉDICO-LÉGALE

SUR CES QUESTIONS :

1°. *La viabilité civile doit-elle être distinguée de la viabilité naturelle ?*

2°. *Quelles sont les conditions de la viabilité civile ?*

3°. *Est-elle exclue par des maladies innées, devenues mortelles plus ou moins long-temps après la naissance ?*

De ces questions, la première n'est pas douteuse pour les jurisconsultes; ils s'accordent moins sur la seconde : je ne sache pas que la troisième ait été soulevée devant les tribunaux; elle n'est traitée, d'ailleurs, dans aucun ouvrage de droit.

Peu versés pour la plupart dans l'étude des lois, les médecins ne se sont pas occupés de débattre et de résoudre ces points de jurisprudence médico-légale : les plus célèbres médecins-légistes même ont méconnu l'importance que présentent de semblables questions. De graves intérêts de famille peuvent cependant en dépendre; et c'est le médecin que les magistrats appellent à prononcer!

Il n'est donc pas inutile d'attirer son attention sur des distinctions de droit justement consacrées, d'éclairer ses décisions par la volonté même de la loi, et de prévenir ainsi, entre le jurisconsulte et le médecin-légiste, cet abus des mots et cette confusion d'idées qui pourraient intervertir mal-à-propos l'ordre de la successibilité naturelle.

Tel est le motif qui me détermine à publier cette courte dissertation. Le hasard me l'a fait écrire; voici à quelle occasion :

On présenta, il y a quelque temps, à la Société anatomique, le cadavre d'un enfant mort quelques instans après sa naissance, et une observation détaillée des symptômes qui précédèrent la mort et des phénomènes nécroscopiques.

M. le professeur Cruveilhier ayant élevé la question de la viabilité légale de ce fœtus, une vive discussion s'engagea : plusieurs membres soutinrent qu'il n'était pas viable, parce que les altérations organiques démontrées par l'autopsie excluaient évidemment la viabilité naturelle, et que la viabilité civile ne devait pas en être distinguée.

Je pensai, au contraire, que l'enfant était né *civilement* viable, bien qu'on ne pût nier sa *non viabilité naturelle*.

Cette opinion fut adoptée par M. le professeur Blandin et par M. le docteur Jolly. M. Cruveilhier la regarda comme douteuse et très-contestable. Elle nous paraît fondée sur des motifs puissans.

Et d'abord, une simple réflexion nous déciderait à considérer la viabilité civile comme distincte de la viabilité naturelle. Si l'enfant n'était viable aux yeux de la loi qu'autant qu'il le serait naturellement, c'est-à-dire qu'il pourrait parcourir la carrière ordinaire de la vie, on n'agiterait jamais la question de viabilité civile d'un enfant *encore vivant*, puisqu'elle devrait se résoudre toujours par la prolongation de son existence, ou par sa mort : de sorte qu'un enfant serait *viable*, s'il continuait à vivre, et *non viable*, si une maladie innée ou accidentelle l'enlevait plus ou moins de temps après sa naissance.

Quant à la viabilité d'un fœtus décédé, elle ne saurait être soutenue qu'après qu'il aurait été déclaré que l'enfant a succombé à un infanticide ou à toute autre mort violente. Alors, seulement, sa mort reconnaîtrait une cause évidemment étrangère aux vices innés de son organisation.

Mais quand on n'aurait découvert sur le cadavre du fœtus aucune trace de mort violente, il faudrait nécessairement prononcer qu'il était *civilement* non viable; et cela, par l'unique raison qu'il serait mort.

Ces conséquences *forcées* de l'opinion contraire ne sont-elles pas en opposition évidente avec la jurisprudence admise, puisque nous voyons journellement déclarer non viables des enfans encore vivans, et viables des fœtus morts de maladie?

D'ailleurs, l'art. 314 (*Code civ.*) autorise, par les termes mêmes de sa rédaction, la recherche de la viabilité d'un enfant *vivant* (1).

_____

(1) Art. 314. « L'enfant né avant le cent quatre-vingtième jour du » mariage ne pourra être désavoué par le mari dans les cas suivans : » 1°. s'il a eu connaissance de la grossesse avant le mariage; 2°. s'il a » assisté à l'acte de naissance, et si cet acte est signé de lui, ou contient

Je serais donc porté à distinguer la *viabilité* civile de la viabilité *naturelle*, quand même cette distinction ne serait pas positivement ou implicitement consacrée par les jurisconsultes, par les médecins-légistes et par la loi.

Mais il faut reconnaître, 1°. qu'un enfant peut être *naturellement viable* sans avoir la viabilité civile. « L'en-
» fant n'est pas *légalement viable*, dit Paillet, lorsqu'il
» est né avant le cent quatre-vingtième jour de sa con-
» ception; car l'art. 314 porte qu'alors le mari ne pourra
» le désavouer que lorsqu'il aura été déclaré *viable :*
» donc la loi le présume non-viable. » (1)

Cette distinction est beaucoup plus marquée dans les passages suivants, textuellement extraits du *Cours de Droit civil* de M. Toullier :

« Le Code civil, en décidant, art. 312, que l'enfant né le cent quatre-vingtième jour du mariage ne peut être désavoué par le mari, fait entendre clairement que l'on doit regarder comme *viable* l'enfant qui naît le cent quatre-vingtième jour de la conception. Ce n'est donc qu'à six mois que la loi reconnaît l'enfant *viable*, quoique les gens de l'art prétendent qu'il est *viable à* cinq mois aux yeux de la médecine : mais la loi a sagement pris un terme moyen auquel il faut s'arrêter. » (2)

« Si l'enfant naît avant le cent quatre-vingtième jour

» sa déclaration qu'il ne sait signer ; 3°. *si l'enfant n'est pas déclaré*
» *viable.* » Quel intérêt aurait le mari de désavouer un enfant mort-
né ?... C'est donc pendant la vie même de cet enfant que la question de viabilité doit être débattue.

(1) *Manuel de Droit français*, Code civ., p. 239.
(2) P. 104, t. IV.

de la célébration du mariage, la loi ne le reconnaît plus viable, l'honneur de la mère et la morale publique exigent qu'on le déclare *non viable*, plutôt qu'illégitime. Supposons donc que le mari soit mort avant la naissance de cet enfant, la mère, sacrifiant son honneur à son intérêt, ne pourrait pas demander à prouver par témoins que son enfant était conçu avant le mariage et que son mari a reconnu sa grossesse. » (1)

« Dans l'espèce inverse, la femme meurt en couche cent soixante-cinq jours après le mariage : le père prouve que l'enfant est venu vivant et *a survécu de quelques instans* à la mère décédée dans les douleurs de l'enfantement. L'enfant n'est pas réputé viable.....; le père ne peut demander à prouver par témoins que l'enfant est conçu avant le mariage ; qu'il est né viable et a succédé à sa mère. L'honneur dû à la mémoire de son épouse et à la morale publique repoussent sa demande. Il doit être déclaré non-recevable et l'enfant présumé *non viable.* » (2)

Ces exemples ne laissent assurément aucun doute sur la possibilité de jouir de la viabilité naturelle, sans être viable civilement. M. Toullier en cite encore quelques autres que je crois inutile de rapporter ici (3).

Cette doctrine n'est point une opinion personnelle, hasardée, ou combattue par une jurisprudence contraire : outre qu'elle repose, ainsi que cela a déjà été démontré, sur le texte même de la loi (4), elle est généralement adop-

(1) T. IV, p. 105.
(2) T. IV, p. 106 et 107.
(3) P. 107 et 108.
(4) *Code civ.*, art. 312, 314.

tée par les jurisconsultes. La plupart des exemples par lesquels M. Toullier l'explique se trouvent au mot *Vie*, dans les *Questions de droit* de Merlin, qui professe la même jurisprudence (1). Il arrive souvent aussi qu'un enfant est non viable, d'après l'ordre naturel, tandis que la loi lui reconnaît la viabilité civile.

Ainsi, qu'un enfant, né vivant, au terme de neuf mois, apporte le germe d'une affection organique ou héréditaire, qui, d'après un diagnostic incertain, l'emportera au bout de quelques années, de quelques mois, de quelques semaines, même de quelques jours, il jouit incontestablement de la capacité de recevoir et de transmettre, capacité qui constitue la viabilité civile (2). Il ne parcourra pas cependant la carrière ordinaire de la vie; il n'est point naturellement *viable*.

On doit donc évidemment distinguer la viabilité civile de la viabilité naturelle.

Mais que faut-il entendre par viabilité civile?

En quoi diffère-t-elle de la viabilité naturelle?

Est-ce au magistrat ou au médecin légiste à déterminer les élémens de cette viabilité?

Si nous consultons le texte même des paroles prononcées par M. Bigot de Préameneu dans le sein du corps législatif, à l'occasion de l'article 725 du *Code civil*, la viabilité *légale* serait *la possibilité de parcourir la carrière ordinaire de la vie*; et les gens de l'art devraient prononcer sur les difficultés relatives à cette question.

---

(1) T. VI, p. 667.

(2) V. Orfila, *Méd. leg.*, t. Ier., p.370. — Merlin, *Quest. de Droit*, art. *Vie*, t. VI.

Certainement, la pensée de ce législateur n'avait pas l'étendue qu'il lui a donnée; nous verrons plus tard ce que l'on doit entendre par cette possibilité d'atteindre au terme ordinaire de la vie; nous verrons aussi quel problème les gens de l'art doivent résoudre, lorsqu'ils sont consultés par les magistrats sur des cas de viabilité légale.

Cependant je citerai ici un passage d'un autre législateur qui, présentant au tribunat le même projet de loi, restreint beaucoup, en l'expliquant, la définition de M. Bigot de Préameneu : « Lorsqu'un enfant n'est pas » *viable*, disait M. Chabot (de l'Allier), il est aussi » réputé n'avoir jamais vécu, au moins pour la succes- » sibilité. *En ce cas*, c'est la même chose que l'enfant » soit mort ou qu'il naisse pour mourir. La loi 3 du » Code *De posthumis*, exige que l'enfant naisse parfait, » c'est-à-dire, qu'*il ait atteint le terme auquel il est* » *possible qu'il vive.* »

Ainsi, d'après les expressions de ce passage, la *possibilité de vivre*, nécessaire pour la viabilité civile, dépendrait principalement de la naissance à terme, et par extension, du développement suffisant de l'organisation. Voyons si telle est en effet la jurisprudence que nous devons admettre.

Comme dans presque toutes les questions où la loi n'a pas positivement prononcé, les jurisconsultes diffèrent d'opinion sur les élémens de la viabilité civile.

Pour qu'un enfant soit civilement viable, il faut qu'il naisse *vivant* (1); ce premier point est hors de toute

____

(1) V. Pothier, *Œuvres génér.*, t. X , p. 10. — Chabot, *Comment. sur les Successions*, p. 72. — Delvincourt, *Cours de Droit civil*, p. 411, note 5.

discussion. « *Qui mortui nascuntur*, dit la loi romaine, *neque nati, neque procreati videntur, quia nunquàm liberi appellari potuerunt* (1).

Mais quelles circonstances constituent une vie suffisante ? Il est de jurisprudence certaine qu'un enfant a vécu s'il a crié (2).

Il n'est cependant pas nécessaire que l'enfant ait poussé des cris pour qu'il ait vécu (3). « *Si posthumus* » *in hunc quidem orbem devolutus*, dit la loi 3 du Code, » De posthumis, *voce autem non emissâ, ab hac luce* » *substractus est, dubitabatur si is posthumus ruptum* » *facere testamentum posset : dùmque Fabiani existi-* » *mabant, si vivus natus esset, etsi vocem non emisit,* » *rumpi testamentum... eorum etiam laudamus sen-* » *tentiam......* » Cette décision est sanctionnée par un arrêt de la Cour impériale de Limoges, en date du 12 janvier 1813. *Voy.* Sirey, *Recueil général des lois et arrêts*, 1813, 2°. partie, p. 261. Un enfant aura en effet vie suffisante, s'il a respiré complètement. « Dès » qu'un enfant a respiré complètement (Alphonse Le- » roy), il a vécu de sa vie propre, à l'air et à la lu- » mière, et devant la loi; il a vécu civilement (4). » Cette opinion est adoptée par les jurisconsultes les plus recommandables (5).

---

(1) L. 129, ff., *De verborum signif.*

(2) V. Chabot, *Comment. sur les Successions*, p. 73. — Toullier, *Droit civil français*, t. IV, p. 102. — Merlin, *Quest. de droit*, t. VI, art. *Vie*.

(3) V. Toullier, *Opus cit.*, p. 102.

(4) V. Orfila, *Leçons de méd. lég.*, t. I, p. 370.

(5) V. Merlin, *Quest. de Droit*, t. VI, art. *Vie*. — Chabot, *Comment. sur les Succ.*, p. 73. — Grenier, *Traité des Donat.*, p. 223, etc.

Je crois, contradictoirement à l'opinion d'Alphonse
Leroy, que les cris et la respiration complète ne doivent
pas être considérés seuls comme preuves qu'un enfant a
vécu.

En effet, plusieurs auteurs estimables, M. Chabot,
par exemple (1), pensent que des mouvemens volontaires et répétés peuvent encore établir qu'un enfant a
eu vie suffisante : cette opinion est juste; car dans le
cas où l'enfant serait asphyxié à sa naissance, il aurait
pu se mouvoir bien que privé de la faculté de pousser
des cris et de respirer : et, dans le doute, il faut juger
plutôt pour la vie que pour la mort, parce que la vie
conserve l'ordre ordinaire de la successibilité; la mort
au contraire doit l'intervertir (2).

Des jurisconsultes, se fondant sur deux arrêts, l'un
du parlement de Flandres, en date du 2 décembre
1697 (3), l'autre, du parlement de Rouen, en date du
20 février 1734 (4), pensent qu'il suffirait, pour que
la vie soit présumée, du fait constant que l'on aurait
senti les pulsations du cœur pendant quelques minutes
après la section du cordon ombilical. Cette opinion
nous paraît essentiellement erronée; car les mouvemens
du cœur doivent être considérés alors comme la fin de
la vie fœtale. Ils peuvent persister quelque temps, sans
que l'enfant ait joui de sa vie propre. Il serait d'ailleurs

(1) V. *Comment. sur les Succ.*, p. 73.
(2) *Arrêt de la Cour de Limoges*, en date du 12 janvier 1813, *V.* Syrey, *Opus cit.*
(3) Desjaunaux, t. II, parag. 192.
(4) V. *Dict. de Droit normand*, art. *Viduite.* — Et Merlin, *Quest. de
Droit*, t. VI, art. *Vie.*

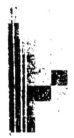

possible de les prolonger artificiellement : la fraude se substituerait ainsi à la vérité.

D'ailleurs, cette opinion paraît abandonnée par les jurisconsultes, et les arrêts cités, antérieurs à la promulgation du *Code*, ne sont sanctionnés par aucun jugement récent.

Ainsi, nous ne considérerons un enfant comme vivant, que dans l'un des trois cas suivans : 1°. s'il a crié; 2°. s'il a respiré complètement; 3°. s'il a fait des mouvemens volontaires et multipliés.

Une fois la vie constatée, il naît, en faveur de la viabilité civile, les plus fortes présomptions : « Lorsqu'un » enfant est né vivant (*arrêt de la Cour royale de Li-* » *moges déjà cité*), cette circonstance qu'il a eu vie fait » présumer de plein droit qu'il est né viable. » (1)

« On doit d'abord poser en principe, dit M. Toullier, » qu'une fois que l'enfant est né vivant, il est censé né » viable, à moins que cette présomption ne soit dé- » truite *par une preuve contraire,* ou par les présomp- » tions légales établies au titre de la paternité et de la » filiation. » (2)

Aussi un décret, en date du 4 juillet 1806, défend-il à l'officier de l'état civil d'exprimer sur les registres de décès, qu'un enfant dont la naissance n'aurait pas été enregistrée, est *décédé;* il doit seulement déclarer que cet enfant lui a été présenté sans vie. Et de cet acte on ne saurait induire aucun préjugé sur la question de savoir si l'enfant a eu *vie* ou non (3).

(1) Syrey, *Recueil génér. des Lois et Arrêts*, 1813, 2°. part., p. 261.
(2) *Droit civil français*, t. IV, p. 103.
(3) V. Dupin, *Lois civiles*, t. II, p. 388.

Il est d'ailleurs peu important que la vie se soit plus ou moins prolongée. « On ne doit pas considérer, dit » M. Chabot, quelle a été la durée de la vie de l'enfant, » pour décider qu'il a joui de la capacité de succéder » depuis le moment de la conception. Il suffit qu'il soit » né, c'est-à-dire qu'il ait vécu, après qu'il a été sorti » du sein de sa mère, et lors même qu'il serait décédé » immédiatement après la naissance, pour qu'il ait eu la » capacité non seulement de recueillir, mais encore de » transmettre les successions qui lui sont échues depuis » le moment de sa conception jusqu'à celui de sa mort, » pourvu que d'ailleurs il soit né viable. » (1)

La deuxième condition, indispensable pour la viabilité, aux yeux de tous les jurisconsultes, est la naissance *à terme.*

En effet, l'enfant qui naît d'une fausse couche n'est pas réputé naître viable à l'effet de succéder, encore bien qu'il naisse vivant. (2)

« Pour que le posthume puisse être réputé avoir » succédé, dit Pothier, il faut qu'il soit né à terme: » un *avorton*, quand même il aurait quelques instans » de vie, n'est pas censé né, ni avoir été capable de » succéder. » (3)

Plusieurs jurisconsultes ont pensé que pour qu'un enfant soit civilement viable, il suffisait qu'il soit né vivant et à terme. Chabrol et Boërius, par exemple, regardaient l'enfant comme viable par cela même qu'il

(1) V. *Comment. sur les Success.*, p. 74.

(2) L. 2, *C. de Posthumis hæredib, instit.*

(3) *Œuvres générales*, t. X, *des Success.*, p. 10.

était né vivant après cent quatre-vingt-deux jours depuis la conception (1).

Cette opinion est fondée sur la loi *intestato*, parag. ult., ff. *de suis et legitimis hæredibus*, et sur celle *septimo mense de statu hominum*, qui, selon le sentiment d'Hippocrate, admettaient qu'après cent quatre-vingt-deux jours depuis sa conception, l'enfant apportait la capacité d'atteindre le terme ordinaire de la vie de l'homme. Cette disposition de la loi romaine achève de nous expliquer ce qu'il faut entendre par ces mots du discours de M. Bigot : *la possibilité* de parcourir la carrière ordinaire de la vie.

Néanmoins, je distinguerai sur cette question entre le cas où le fœtus naît vivant au terme de neuf mois, et le cas où il naît vivant après cent quatre-vingts jours seulement.

Dans la première hypothèse, on ne saurait élever le moindre doute sur la viabilité civile : il faut appliquer dans toute son étendue la disposition du droit romain, à moins cependant que l'enfant ne soit atteint d'une monstruosité qui rende la vie impossible. (2)

Au contraire, que l'enfant naisse vivant avant ce terme de neuf mois, on devra rechercher si, d'après le développement de son organisation, il a la possibilité de vivre. Car bien qu'il soit constaté que des enfans peuvent vivre après cent quatre-vingts jours, comme le terme ordinaire de la grossesse est de neuf mois, il faut s'en-

---

(1) Chabrol, *Comment.* sur l'art. 49 du titre 14 de la *Coutume d'Auvergne.*

(2) V. Orfila, *Médecine légale*, t. I, p. 370. « Il est impossible d'élever le moindre doute sur la viabilité du fœtus à terme. »—V. aussi Chabot, p. 75 et 77, *Comment. sur les Succes.*

quérir si l'enfant né avant ce temps est venu à terme ou
s'il doit la vie à des couches *anticipées* : car dans ce
dernier cas il ne saurait pas la conserver (1). Or la
médecine seule peut prononcer sur le degré de développement de l'organisation : aussi les jurisconsultes solli-
citent-ils alors sa décision (2) : « C'est aux gens de l'art,
» dit M. Chabot, à décider si un enfant est né viable,
» en calculant, d'après son état au moment de la nais-,
» sance, quelle a été l'époque de sa conception. On
» assure que la médecine a des moyens de discerner, par
» l'inspection du cœur et des progrès de l'organisation
» de l'enfant mort peu de temps après sa naissance, s'il
» s'est écoulé plus ou moins de cent quatre-vingts jours
» depuis sa conception. » (3)

Ainsi dans le cas où les magistrats recourent à l'avis
de la médecine sur des questions de viabilité, ils ne lui
demandent point si l'enfant peut vivre naturellement ;
mais ,

1°. S'il a vécu.

2°. S'il est né au terme de cent quatre-vingts jours.

3°. Si le développement de son organisation annonce
qu'il soit né à terme. (4)

4°. Et enfin s'il n'est pas atteint d'une monstruosité
qui exclue évidemment la vie.

Ces quatre circonstances constituent en effet la viabi-

---

(1) L. 2, *C. de Posthumis hæredibus institutis.*

(2) V. Toullier, *Droit civil français.* t. IV, p. 104. — Grenier, *Traité
des Donat.*, t. I , p. 221. — Delvincourt, *Cours de Droit civil*, p. 411 ,
note 5.

(3) *Comment. sur les Success.*, p. 76.

(4) En effet, tous les auteurs regardent comme non viables seulement
les *avortons.* V. Grenier, Chabot et Pothier, *Op. cit.*

lité civile, bien que plusieurs jurisconsultes n'exigent
pas formellement que l'enfant naisse exempt de monstruosités.

Mais j'observerai 1°. que des auteurs dont les noms
font autorité, Merlin (1), Chabot (2), Lebrun (3),
ne regardent pas les monstres comme viables civilement.

La loi romaine sanctionne cette opinion. « *Non sunt
» liberi qui contrà formam humani generis converso
» more procreantur.* » (4) D'ailleurs cet enfant est-il
conformé pour vivre, qui est atteint d'hydrorachis,
d'acéphalie, d'anencéphalie, d'hydrocéphalie congéni-
tales, etc. ?

On doit donc nécessairement induire qu'un enfant
monstrueux peut n'être point civilement viable, de
cette proposition non contestée qu'il doit avoir un développement suffisant pour la vie.

Aussi pensons-nous qu'il faut partir de là pour décider
qu'en certains cas un fœtus monstrueux n'est pas viable:
mais il en résulte aussi que les monstruosités n'excluent
la viabilité civile qu'autant qu'elles sont incompatibles
avec la vie; aussi nous n'hésiterons point à dire que la
cour impériale de Limoges a exagéré à tort l'opinion des
médecins légistes et des jurisconsultes, en décidant que
la non viabilité d'un enfant pourrait être présumée s'il
présentait l'imperfection des membres, la cécité, le défaut
de cheveux, la confusion des doigts, la clôture de la

(1) Op. cit.
(2) Op. cit.
(3) Op. cit.
(4) L. 14, ff., *De statu hominum.*

bouche ou celle des narines (1). Aucune de ces difformités n'exclut la possibilité de vivre.

Nous n'admettrons pas non plus comme Lebrun, qu'un enfant soit viable s'il a la tête; un enfant qui aurait une tête et auquel manqueraient soit le cœur, soit les poumons, ne serait assurément pas développé pour vivre. (2)

Nous ne dirons pas davantage avec Bourjon et M. Chabot que l'enfant qui aurait *l'essentiel de la figure humaine* jouirait de tous ses droits civils; et toujours par les motifs exposés plus haut.

Si nous admettons, avec les restrictions précédentes, que les monstruosités peuvent empêcher la viabilité civile, dirons-nous aussi que l'enfant ne sera pas civilement viable lorsqu'il naîtra vivant, à terme, assez bien développé pour qu'on puisse le regarder comme né au terme où il est possible qu'il vive, mais atteint d'une maladie diagnostiquée mortelle et plus ou moins avancée ?

Non, et pour plusieurs raisons :

La première, c'est qu'aucune loi, aucun jurisconsulte n'exige, pour qu'un enfant naisse civilement viable, l'absence de maladies : nous avons vu, en effet, que, par la possibilité d'atteindre au terme ordinaire de la vie, ils entendent tous *naître au terme où il est possible de vivre;*

2°. Parce que, dans la question, s'il est possible de

---

(1) V. Syrey, *Recueil génér. des Lois et Arrêts*, ann. 1813, 2e. partie.

(2) *Traité des Successions*, l. 1, chap. 4, sect. 1.

tirer quelques inductions de l'avis des jurisconsultes, elles sont en faveur de l'opinion que je professe. M. Grenier (1) dit... « Il y aurait *beaucoup d'avortons* qui, pour avoir donné quelques signes d'une vie que, suivant les règles de la nature, ils ne pouvaient pas conserver, *abstraction faite de tous accidens*, recevraient la faculté de succéder ou de transmettre ; ce qui est contraire à l'esprit des lois relatives à la matière et à ce qu'on entend par *viabilité*. »

Or, une maladie est assurément un *accident de l'organisation déjà développée ;* et un enfant mort, quelques instans après sa naissance, des suites d'une altération des tissus, n'est point un avorton.

M. Orfila (2) cite, comme type de procès-verbaux relatifs à la viabilité des fœtus, un procès-verbal dans lequel un enfant, *âgé de sept mois,* serait considéré comme *viable,* bien qu'après cinq jours d'existence il ait succombé à une inflammation des poumons occasionée *probablement* par l'action du froid : l'autopsie a démontré que les poumons étaient *bien développés,* gorgés de sang, et comme *hépatisés.*

Supposons qu'au lieu de vivre trois jours cet enfant n'eût vécu que pendant quelques heures : il aurait été également viable, puisque la longueur de la vie n'influe aucunement sur la question de viabilité (3). Rapprochons davantage encore l'instant de la mort de celui de la naissance, le résultat est évidemment le même.

---

(1) *Traité des Donat.,* p. 222.

(2) *Leçons de méd. légale,* t. 1, p. 386.

(3) V. Chabot, *Comment. sur les Successions,* p. 74.

Remarquons aussi que le procès-verbal ne donne l'action du froid que comme cause *probable* de l'inflammation du poumon. On n'a pas recherché si la maladie qui a emporté l'enfant avec tant de promptitude avait précédé ou suivi la naissance : preuve certaine du peu d'intérêt que l'on attache à la solution de cette question. Cependant elle serait de la plus haute importance, si l'on subordonnait la viabilité civile du fœtus à cette condition qu'il naîtrait exempt de maladies. Dans le premier cas, en effet, on ne le considérerait point comme civilement viable : il le serait dans le second.

Enfin, j'observerai que les médecins légistes les plus célèbres, et notamment M. le professeur Orfila, n'énumèrent, comme prouvant la *non viabilité* du fœtus, que les signes de l'imperfection du développement organique. Or, si, à leurs yeux, le fœtus n'était viable qu'autant qu'il naîtrait sans maladie mortelle, n'auraient-ils pas cherché à établir quand la viabilité serait exclue ou non par une maladie préexistant à la naissance, de même qu'ils ont déterminé quelles monstruosités rendent un fœtus non viable, quelles sont compatibles avec la viabilité ? Les inductions tirées de la médecine légale sont donc toutes, comme celles de la jurisprudence, en faveur de notre opinion.

Cependant, cette question n'a encore été développée ni par les médecins-légistes, ni par les jurisconsultes ; je ne sache pas même qu'elle se soit élevée devant les tribunaux. Nulle part donc on n'en trouverait la solution positive.

3°. Nous nous fondons encore sur les considérations suivantes :

Lorsqu'un enfant naît vivant après le cent quatre-

vingtième jour de sa conception, la présomption légale
est tout en faveur de sa viabilité (1) ; cette présomption subsiste jusqu'à la preuve certaine que l'enfant
n'est point viable : elle doit être faite par ceux qui ont
intérêt à contester la viabilité (2) : *Onus probandi*
incumbit actori. Or, si le corps n'a pas le poids et la
longueur nécessaires ; si l'état des cheveux, des ongles,
du système osseux, du cerveau, des poumons, du
cœur, etc., annonce un développement encore trop
imparfait ; si l'enfant n'a donné que des signes peu nombreux d'une vie équivoque ou trop fugitive, il peut être
déclaré non viable par le médecin avec toute la certitude
possible. Devant cette assertion *positive* de l'homme de
l'art doit s'évanouir alors la présomption légale.

Lors encore qu'il existe une monstruosité mortelle,
le jugement du médecin fera foi ; car il a pu l'asseoir
sur des bases certaines.

Dans les deux cas où un enfant légalement présumé
viable serait, aux yeux de la médecine, trop imparfaitement développé, ou atteint d'une monstruosité essentiellement mortelle, la jurisprudence devait donc admettre que la présomption légale céderait à la déclaration des hommes de l'art, parce qu'alors ils portent un
jugement dégagé, autant que possible, de toutes les
causes d'erreur qui pouvaient l'affecter d'incertitude :

(1) V. *Code civ.*, art. 312. — Syrey, *Recueil gén. des Lois et Arrêts*,
ann. 1813, 2e. partie, p. 261. — *Arrêt de la Cour de Limoges*, déjà
cité. — Chabot, *Comment. sur les Success.*, p. 77. — Merlin, *Répert.*
de Jurisprudence, art. *Vie.* — Grenier, *Traité des Donat.*, t. 1, p. 221.
— Toullier, *Droit civil français*, t. IV, p. 105.

(2) V. Merlin, *Répert. de Jurisprudence*, art. *Vie.* — Toullier, *Droit*
civil français, t. IV, p. 103.

il fait *preuve contraire* à la présomption légale de viabilité.

Mais si le fœtus apporte en naissant le germe plus ou moins développé d'une maladie mortelle *postérieurement* à la naissance ; que d'ailleurs il soit présumé légalement viable, né vivant, non monstrueux, *développé* pour vivre, on ne saurait reconnaître que la déclaration des médecins qu'un tel enfant n'est point viable, ait les caractères d'une preuve suffisante pour annuler la présomption de viabilité : le diagnostic de l'homme de l'art ne repose alors que sur des *probabilités* plus ou moins incertaines ; mille causes d'erreurs l'environnent ; mille circonstances peuvent le faire varier ; un seul instant suffit quelquefois pour le détruire. Dans notre hypothèse, en effet, le médecin devrait résoudre les problèmes suivans :

L'origine de la maladie qui a emporté le fœtus plus ou moins promptement après la naissance, est-elle antérieure ou non à l'accouchement ?

Si elle n'a commencé à se développer qu'après la naissance, reconnaît-elle *pour cause* une débilité de l'organisation trop grande pour que l'enfant subisse impunément l'influence *ordinaire* des agens hygiéniques ; ou bien la maladie est-elle produite par un accident quelconque, indépendant de toute prédisposition organique ?

A quel degré de développement la maladie doit-elle être parvenue, *à la naissance*, pour exclure dèslors (1) toute *possibilité* de vivre ?

(1) C'est *en effet* au moment de sa naissance *seulement* que le fœtus doit posséder la possibilité de vivre : le Code, en effet, veut qu'il soit né

Dans quel délai devra-t-elle causer la mort pour que l'enfant soit censé *non viable ?*

La maladie, mortelle plus ou moins de temps après la naissance, l'était-elle lors de l'accouchement?

Ou ne l'est-elle devenue que par suite du défaut de traitement convenable, ou de telles autres circonstances susceptibles d'influer sur le cours et la terminaison d'une maladie? etc., etc.

La solution de ces questions serait en effet *indispensable* pour que les magistrats fissent l'application équitable de la loi. Or, quel médecin prudent oserait se prononcer *positivement* sur des difficultés aussi épineuses? dans quel cas spécial assez clair deux hommes de l'art les résoudraient-ils de la même manière? sur quelles données *certaines* reposerait leur décision?

Disons donc que, dans l'hypothèse où un fœtus meurt de maladie quelque temps après sa naissance, la déclaration du médecin que cette maladie exclut la viabilité serait insuffisante pour détruire la présomption légale de viabilité, parce que la cause, la marche, la terminaison des maladies sont plus ou moins incertaines; que le diagnostic et le pronostic en sont souvent obscurs et toujours soumis à trop d'erreurs; que, conséquemment, la déclaration du médecin n'est point alors une

---

viable. (*Code civ.*, art. 625 et 906.) Il importerait donc peu que la maladie devînt mortelle plus ou moins de temps après la naissance, si elle ne l'était pas à cette époque : il en serait de ce cas comme de celui où un enfant bien portant ou malade mourrait par suite d'un accident, d'une blessure, par exemple. Au contraire, un enfant monstrueux ou imparfaitement développé est condamné à mort dès l'instant de sa naissance.

preuve, mais une *présomption* plus ou moins forte
contre la *présomption* légale de viabilité.

Or, il est de jurisprudence constante que la *présomption légale* ne doit céder qu'à une *preuve contraire complète*, et non à une *présomption* qu'il serait toujours
facile d'élever.

Rappelons-nous d'ailleurs cette sage disposition de
l'arrêt rendu, en date du 12 janvier 1813, par la Cour
royale de Limoges : « *que, dans le doute, il faut juger
plutôt pour la vie que pour la mort.* »

Remarquons encore combien, pour le cas de l'art. 314
(C. C.) (1), doit paraître absurde le système selon lequel
un enfant mort quelque temps après la naissance, de
maladie organique innée, serait considéré comme *non
viable !* La loi veut, en effet, que l'enfant ne soit pas
désavoué quand la paternité du mari peut rester pré-
sumable. Mais le serait-elle encore, si l'enfant, né avant
le septième mois révolu depuis le mariage, avait acquis
le développement organique qui annonce clairement
une gestation de neuf mois, et si d'ailleurs le mari,
ayant ignoré la grossesse jusqu'après le mariage, était
resté entièrement étranger à l'acte de naissance ? Dans ce
cas, dira-t-on que la circonstance d'une maladie mortelle dont l'enfant serait atteint, annulerait le droit de
désaveu concédé au mari par l'art. 314 ? Évidemment
cette circonstance ne prouve rien en faveur de la pater-

---

(1) Art. 314. L'enfant né le cent quatre-vingtième jour du mariage
ne pourra être désavoué par le mari, dans les cas suivans: 1°. S'il a eu
connaissance de la grossesse avant le mariage ; 2°. s'il a assisté à l'acte
de naissance et si cet acte est signé de lui ou contient sa déclaration
qu'il ne sait pas signer. 3°. *Si l'enfant n'est pas déclaré viable.*

nité du mari : pourquoi donc l'obligerait-elle à reconnaître un enfant qu'il repousse et par sa conscience personnelle et par les présomptions légales des art. 312 et 314 ? Aussi pensons-nous que, d'après le troisième alinéa de ce dernier article (1), l'enfant devra être considéré comme *non viable*, seulement lorsque le développement imparfait de son organisation annoncera une naissance *anticipée :* et cela nous paraît résulter clairement de l'esprit comme des dispositions mêmes de la loi.

Enfin, si la maladie qui enlève après quelques heures d'existence un fœtus né au terme de neuf mois et bien développé n'exclut pas, comme nous l'avons démontré, la viabilité civile, pourquoi, dans la même circonstance, un fœtus de sept mois, réunissant d'ailleurs les conditions exigées plus haut, ne serait-il pas également viable ? J'au-

---

(1) On conçoit surtout que les héritiers du mari puissent avoir intérêt à soutenir qu'un enfant mort, après la naissance, d'une maladie originelle, était *né viable ;* dans l'espèce suivante, par exemple : Un homme fait une donation à sa femme par contrat de mariage ; un an après l'union conjugale la femme accouche d'un enfant dont le développement annonce clairement une gestation de neuf mois, bien que les cinq premiers mois de l'union conjugale, le mari ait été dans l'impossibilité physique de cohabiter avec sa femme : quelques jours après, l'enfant succombe à une maladie innée. Le mari, qui n'a aucunement participé à l'acte de naissance, meurt lui-même avant l'expiration du délai pour désavouer l'enfant. Il est évident, 1o. que le mari aurait eu intérêt à prouver que l'enfant, né au terme de neuf mois, est le fruit d'un adultère, afin d'accuser la femme d'*injure grave* envers lui donateur, et d'obtenir ainsi la révocation de la donation pour cause d'ingratitude : art. 953, 955, 2e. alin., 1092, 312, 314 et 229 *combinés*, C. C.; 2o. que les héritiers de l'époux donateur auront le même intérêt et seront subrogés à ses droits pour poursuivre la révocation de la donation : *argumentat.* des art. 724, 1003, 1010, 957 2e. *alin.* et 317, C. C.

rais peine à concevoir une distinction entre ces deux cas ;
j'ignore entièrement sur quelles bases on pourrait l'établir avec succès.

En conséquence des principes que je viens d'émettre ,
il n'est point douteux que l'enfant dont M. Lapre a présenté le cadavre à la Société anatomique était viable , à
l'effet de jouir de tous ses droits civils.

Cet enfant, 1°. est né *à terme*, d'une mère bien por-
tante et saine ; 2°. il a vécu pendant huit à neuf minutes;
il a poussé plusieurs cris, respiré complètement, fait
des mouvemens répétés ; 3°. le *développement* de son
organisation était tel qu'il doit être au terme de neuf
mois ; 4°. enfin, il n'était pas monstrueux.

L'autopsie , *faite quarante-huit heures après la mort*,
a démontré , il est vrai, une altération très-grande dans
le tissu des intestins , qui présentaient en plusieurs en-
droits de petites ulcérations, des plaques blanchâtres et
un épaississement considérable : le pancréas était induré
et comme squirrheux, les poumons en partie indurés.
Mais on ne saurait tirer de là aucune *preuve* contraire à
la viabilité civile de ce fœtus : 1°. parce que ces altérations prouvent seulement qu'il a succombé à une *maladie* que l'autopsie seule a démontrée; 2°. qu'il n'eût
peut-être pas été impossible de prolonger la vie, si on
avait connu la maladie avant la mort du fœtus (1);

(1) M. Lapre dit en effet que la respiration ne parvenant point à s'établir au moment de la naissance , on laissa couler un peu de sang par le
cordon ombilical , ce qui rendit la respiration plus facile. Ainsi, l'état
du fœtus à sa naissance était encore susceptible d'amélioration. Dans
les monstruosités déclarées mortelles , au contraire , l'art peut tout
d'abord proclamer son impuissance absolue.

3°. qu'il n'est point *certain* que les altérations démontrées par l'autopsie soient *essentiellement* incompatibles
avec la prolongation de l'existence ; 4°. que, conséquemment, l'instant de la mort a pu être avancé par
quelque cause inappréciée ; 5°. qu'enfin, cette maladie
n'étant qu'un *accident* de l'organisation déjà développée,
les principes généraux qui précèdent sont applicables à
l'espèce.

DISCUSSION MÉDICO-LÉGALE

Sur ces questions :

1°. Est-il possible, d'après les termes des art. 295 et 300 du *Code pénal* combinés (1), de commettre un infanticide sur la personne d'un enfant *vivant*, mais *non viable* ?...

2°. Y a-t-il lieu conséquemment, dans l'espèce, à l'application de l'art. 302 du *Code pénal* (2), ou de l'art. 5 de la loi du 25 juin 1824 ? (3)

3°. Dans l'hypothèse de la négative, la circonstance de viabilité sera-t-elle présumée de plein droit, ou devra-t-elle être établie par l'accusation ?....

La répugnance des jurés à prononcer la culpabilité des accusés en matière d'infanticide, l'application fréquente que font les magistrats de la disposition faculta-

---

(1) Art. 295 : Est réputé meurtre *l'homicide* commis volontairement. — Art. 300 : L'infanticide est le *meurtre* d'un enfant nouveau-né.

(2) Art. 302 : Tout coupable d'assassinat, de parricide, *d'infanticide* et d'empoisonnement, sera puni de mort sans préjudice de la disposition particulière contenue en l'art. 13.

(3) « La peine prononcée par l'art. 302 du *Code pénal*, contre la mère coupable d'infanticide, pourra être réduite à celle des travaux forcés à perpétuité. Cette réduction de peine n'aura lieu à l'égard d'aucun individu autre que la mère. » V. *Bulletin des lois*, année 1824, et Garnier Dubourgneuf, *Lois d'instruction criminelle et pénales*, Paris, 1826, t. III, p. 1489.

tive de l'art. 5 de la loi du 25 juin 1824 (1), la pitié générale qui environne la malheureuse conduite à l'échafaud par un crime horrible, mais souvent irréfléchi, la réprobation dont les criminalistes les plus éclairés (2) ont frappé la disposition des art. 300 et 302 combinés du Code pénal, et même celle de l'art. 5 de la loi précitée, démontrent que la peine de l'infanticide est trop irrationnelle pour subsister dans un bon système de pénalité, trop sévère pour être juste, trop répressive pour ne pas engendrer souvent une dangereuse impunité.

Aussi les cours d'assises ont-elles, en général, opposé une jurisprudence restrictive aux art. 300, 295 et 302 combinés du Code pénal : la voix des jurisconsultes aussi s'est élevée contre la rigueur du code. Mais

---

(1) D'après le compte général de l'administration de la justice en France, publié par Mgr. le Garde-des-Sceaux, en 1825, sur 140 accusés d'infanticide, 62 ont été acquittés; 78 condamnés; savoir : 51 à des peines correctionnelles, comme coupables d'imprudence, etc. ; 3 à la réclusion ; 15 aux travaux forcés à perpétuité, par application de l'art. 5 de la loi du 25 juin 1824 ; 9 seulement à la peine de mort, en vertu de l'art. 302 du *Code pénal*. — En 1826, sur 152 accusés, 55 ont été simplement acquittés ; 46 condamnés à des peines correctionnelles ; 25 aux travaux forcés à perpétuité ; 6 seulement à la peine de mort.

Ainsi, en rétablissant les chiffres dans leur véritable valeur, nous voyons qu'en 1825, sur 140 accusés d'infanticide, 126 ont été déchargés de l'accusation : en 1826, sur 152 accusés, 101 ont été soustraits aux dispositions pénales prononcées contre l'infanticide par le *Code pénal* et par la loi du 5 juin 1825.

En eût il été ainsi, si la loi, moins répressive, avait en outre gradué son système de pénalité, et si une disproportion trop grande entre le châtiment et le crime ne militait en faveur de l'absolution dans la conscience timorée des jurés ?

(2) Legraverend, *Traité de la législation crimin.*, t. II, p. 101, in-4°. — Lucas, *Du système pénal*, etc. p. 200. — Ducpetiaux, *de la peine de Mort*, pag. 82, etc.

ces efforts n'ont pas été également fructueux : impassible comme la loi elle-même, la Cour suprême a ramené constamment la jurisprudence à la loi, soit en prononçant que le meurtre d'un enfant nouveau-né constitue un infanticide, bien qu'il soit commis par d'autres que le père ou la mère (1); soit en appliquant, dans tous les cas, avant la loi du 25 juin 1824, à la mère infanticide, la peine de mort prononcée par le Code pénal, etc. Mais, d'autre part, elle a décidé qu'on ne peut punir de la peine portée contre l'infanticide que les meurtriers d'un nouveau-né dont la vie, au moment du crime, serait démontrée (2) : par cette sage disposition, la preuve des circonstances constituantes de l'infanticide, savoir, 1°. l'homicide de l'enfant, 2°. la *volonté* de l'homicider, 3°. *la vie de l'enfant*, cette preuve, dis-je, est devenue très-difficile à représenter.

En rendant ces arrêts, la Cour de Cassation a donc établi une distinction importante ; distinction qui résulte implicitement des termes du Code pénal ; que le code de 1791 (3) avait consacrée ; mais qui était positivement exclue par l'édit de Henri II, en date de février 1556 (4).

---

(1) *Cassation*, 8 février 1815. — Denevers, 1815, p. 191.

(2) Arr. des 13 octobre et 17 novembre 1814, *Bull. des arr. de cassat.*, ann. 1814, p. 85 et 87.

(3) Titre II, sect. I.

(4) La loi romaine distinguait, en cas d'avortement ou d'infanticide, *inter fœtum animatum et fœtum inanimatum*. Chose singulière, et qui doit servir à prouver combien le monde peut rétrograder dans la carrière des sciences comme de la civilisation! Nos anciennes lois avaient supprimé cette distinction par la difficulté de connaître si le fœtus était

Mais a-t-elle assez fait pour l'humanité en ne restreignant pas davantage encore l'application d'une loi terrible? N'eût-elle pas dû établir l'impossibilité d'infanticider un nouveau-né qui, doué de la vie lors de sa naissance et au moment même du crime, ne serait cependant point *viable?* Et par ce mot, je n'entends pas ici, comme le savant M. Carnot (1), cette viabilité que composeraient quelques minutes d'une vie végétative : pour moi, en médecine légale, la *vie* est l'exercice même instantané de deux fonctions : *l'innervation, la respiration;* la *viabilité* consiste dans le développement ordinaire des organes sans lesquels l'innervation, la respiration, la circulation et la nutrition ne pourraient avoir lieu. En effet, bien que plusieurs de ces organes n'aient pas atteint leur développement physiologique, la *vie* peut exister, mais la *possibilité* qu'elle se prolonge, c'est-à-dire la *viabilité,* est tout-à-fait impossible.

Et remarquons que telle que je la définis ici, la *viabilité* est un fait dont l'existence peut être constatée facilement par les médecins : sur ce point, il régnera entre eux moins de dissentiment que sur les preuves de la *vie même* chez un nouveau-né, en admettant avec moi, et avec la plupart des jurisconsultes, qu'un enfant

---

mort ou vivant. (V. *Code pénal,* ou *Recueil des principales ordonn.,* édits et déclarat. sur les crimes et délits, Paris, M. DCC. LIV, in-8°., p. 240, 2°. part.) Et cependant, à Rome, on le pouvait, puisque cette distinction a existé. La médecine était donc, sous plusieurs rapports, plus avancée alors qu'en 1556.....

(1) *Comment. sur le Code pénal,* par M. Carnot, conseiller à la cour de Cassation, t. II, p. 29 et 30.

jouit de la viabilité légale s'il est assez bien développé
pour qu'on le suppose né à terme, et s'il est exempt de
monstruosités nécessairement mortelles.

C'est donc à tort que M. le conseiller Carnot repousse
comme preuve trop incomplète le témoignage des médecins en matière de viabilité. On devrait seulement le sus-
pecter si les maladies pouvaient exclure la viabilité :
alors, en effet, leur jugement serait trop conjectural
pour baser une disposition judiciaire capitale.

Mais si j'ai pensé qu'en matière civile (1) les maladies
ne peuvent jamais exclure la *viabilité*, à plus forte raison
le soutiendrai-je encore ici. Admettons, en effet, comme
démontré, que la peine de l'infanticide ne soit pas applicable à ceux qui auront tué un nouveau-né *non viable* ;
supposons que la non viabilité résulte d'une maladie,
existera-t-il une seule accusation d'infanticide où,
s'étayant de la moindre lésion cadavérique, de la plus
légère phlogose intestinale, un défenseur éloquent et
habile ne soulève dans la conscience des jurés le doute, la
crainte et l'hésitation?... D'ailleurs, aucune des raisons
que je donnerai pour écarter la peine de l'infanticide
dans le cas où un fœtus avorton ou monstrueux aurait
été mis à mort, ne serait justement invoquée dans le cas
d'une maladie de ce fœtus. Ne serait-il pas enfin
tout-à-fait absurde d'absoudre le meurtrier d'un nouveau-né mortellement malade, tandis que la loi protège
les derniers instants du phthisique ou du vieillard
comme les jours de l'homme sain et vigoureux ? Pourquoi, en effet, la vie d'un malade, âgé de quelques

_____

(1) Voy. *Nouv. Bibl. méd.*, n°. d'avril 1828, p. 31.

heures, serait-elle moins sacrée que la vie d'un malade adulte?

Disons donc avec un médecin-légiste justement célèbre, M. le professeur Orfila (1), et contrairement à l'opinion de M. le professeur Capuron, que l'on peut infanticider un nouveau-né atteint de maladie, quand même l'autopsie ferait présumer qu'elle eût été mortelle.

Maintenant, voyons si l'infanticide peut être commis sur la personne d'un nouveau-né vivant, mais *non viable*, c'est-à-dire atteint de certaines monstruosités, ou trop imparfaitement développé pour être censé né à terme. En faveur de l'affirmative, on peut dire, 1°. que l'article 3oo du Code pénal ne distingue pas entre le meurtre d'un enfant *viable* ou *non viable*; qu'il n'appartient à personne de suppléer une distinction que le législateur n'a pas établie; que s'il avait eu l'intention d'exiger que le nouveau né fût *viable*, il l'aurait écrit, comme dans les dispositions des art. 3r4, 725, 9o6 du Code civil; 2°. que le meurtrier, ignorant si l'enfant sur lequel il porte une main homicide est ou n'est pas viable, a toujours mérité, par une coupable intention, les coups de la justice; 3°. qu'enfin, il est aussi odieux d'ôter à un enfant nouveau-né le droit de continuer une existence éphémère, que de hâter le dernier soupir d'un mourant; que si cet enfant *vit,* si on l'a tué, si on a eu l'intention de le mettre à mort, on a commis un *meurtre*, dans la plus rigoureuse acception du mot; et que l'art. 3oo définit l'infanticide, le *meurtre d'un enfant nouveau-né.*

Bien que ce raisonnement me paraisse au moins

(1) *Leçons de médecine légale*, t. I, p. 324.

très-spécieux, j'ai dû adopter l'opinion contraire : elle nous conduira, il est vrai, à l'impunité d'une intention criminelle : n'en accusons que le silence des lois ; entre l'impunité ou une répression excessive, entre l'absolution ou l'échafaud également immérités, la conscience d'un homme de bien hésitera-t-elle jamais !.... (1).

Je répondrai donc aux considérations énoncées plus haut :

1°. Que si la distinction entre un nouveau-né *viable* et *non viable* n'est pas formellement prononcée par l'art. 300, elle résulte clairement, 1°. de l'esprit général de notre législation; 2°. de la combinaison de l'art. 300 avec l'art. 295.

Chez les Romains, la loi civile distinguant seulement, quant à la transmission des droits héréditaires, *inter fœtum animatum et fœtum inanimatum*, la loi pénale contre l'infanticide adopta cette unique distinction. Mais, d'après notre Code civil, il ne suffit plus qu'un enfant naisse *vivant*, pour recueillir et transmettre des donations ou une hérédité, il doit encore naître *viable*. S'il ne l'est point, sa naissance ne produit *aucun* effet civil : il n'a jamais vécu aux yeux de la loi.

Pourquoi donc, à l'exemple de la législation romaine, notre droit criminel n'adopterait-il pas la distinction du droit civil? Pourquoi n'admettrait-il pas qu'on ne pût infanticider un enfant *non viable*, ainsi qu'il a reconnu l'impossibilité de l'infanticide d'un enfant dont la vie ne

---

(1) La loi ne pourrait-elle pas prévenir et réprimer le meurtre d'un enfant non viable par la même peine que l'avortement ? on éviterait également ainsi une trop grande rigueur et une impunité dangereuse et immorale.

serait pas évidente, puisque l'enfant *non viable* est comme l'enfant *mort-né*, rejeté de la société civile? Pourquoi enfin la loi protégerait-elle une existence qu'elle ne daigne pas reconnaître, un être auquel elle refuse le titre et les droits de l'homme, par cela même qu'elle lui dénie le titre et les droits de citoyen?

On ne m'objectera pas sans doute que, d'après ce principe, le mort civil pourrait être assassiné impunément. La loi civile ou commerciale ne contient aucune disposition en faveur de l'enfant *non viable :* si elle le bannit de la société civile, c'est uniquement qu'elle le regarde comme ne pouvant pas vivre, comme n'ayant jamais existé. Au contraire, en frappant celui que ses crimes rendent indigne du nom de citoyen, elle prévoit qu'il continuera à vivre naturellement : elle le dépouille de la cité, mais non de la nature humaine ; aussi lui réserve-t-elle tous ses droits naturels par des dispositions nombreuses (1). En protégeant sa vie elle est donc conséquente avec elle-même : le serait-elle encore en s'occupant de l'*existence* de l'enfant non viable ?

S'il est vrai que l'art. 300 ne contient pas de distinction formelle sur la circonstance de *viabilité* en cas d'infanticide, elle nous semble très-formellement implicite des termes mêmes de cet article. Il définit en effet l'infanticide : *Le meurtre d'un enfant nouveau-né.* L'art. 295 qualifie meurtre : *L'homicide commis volon-*

---

(1) *Voy.* art. 25, 29, 31, 201, 1452, 1982, *Cod. civ.* — 28, 42, *Code de procéd.* — Arr. du 5 juillet 1588. — Cass. 26 janvier 1807, etc. — Carondas, art. *Banni.* — Richer, *De la Mort civile,* p. 205 et 206, in-4°. — Paillet, *C. C.*, pag. 24. — Merlin, art. *Mariage,* sect. 5, §. I. — Duparc Paulain, *Coutume de Bretagne sur l'art.* 610. — Pothier, *Traité du contrat de mariage,* etc.

tairement. L'art. 3oo , après ces mots, *enfant nouveau-
né*, n'a ajouté ni le mot *vivant* ni le mot *viable*; cependant la Cour de Cassation a jugé avec raison que l'on ne
peut commettre d'infanticide sur un nouveau-né dont
la vie serait trop incertaine; et, en effet, il eût été absurde que l'on pût *tuer* un individu *inanimé.* Maintenant
je me demande s'il est possible d'*homicider* (art. 295)
un être qui n'ait pas les caractères de la nature humaine,
qui n'ait de l'homme qu'une apparence plus ou moins
imparfaite, c'est-à-dire un avorton ou un monstre.

Je m'explique : Sont monstres, à mes yeux, dans le
langage rigoureux de la médecine légale, les nouveau-
nés auxquels manqueraient la tête, l'encéphale, le cœur,
le foie, l'estomac, l'œsophage, les intestins, les deux
reins; les enfans atteints d'hydrocéphalie congéniale (1),
d'hydrorachis, d'encéphalocèle volumineuse, de certaines
hernies ombilicales (2), d'oblitérations congéniales œso-
phagienne, intestinale, uréthrale ou bronchique (3) ; les
monopses (4); certaines espèces de l'ordre diplogénésie
et de l'hétérogénésie, dont la non viabilité est incontes-
table; en un mot, je réserve le terme de *monstre au
fœtus chez lequel le développement d'un ou de plusieurs
organes importans a été arrêté ou perverti, de telle
sorte qu'il n'offre ni la structure anatomique ordinaire
de ses semblables, ni la possibilité de vivre autant
qu'eux.* Je ne vois dans les autres aberrations intra-

(1) *Agénésie*, de M. Breschet. V. art. du *Dictionn. de Méd.*, en vingt
vol. — Orfila, *Leçons de méd. légale*, t. I, p. 577 et suiv.
(2) *Diastématie*, de M. Breschet, *op. cital.* — Orfila, p. 58o.
(3) *Atrésie*, de M. Breschet, *op. cital.* — Orfila, p. 581.
(4) *Symphysie*, de M. Breschet. V. Orfila, pag. 551.

utérines de l'organisation, que des *difformités*, des *variétés*, ou des *maladies*, selon leur importance ou leur
cause.

D'après cet exposé de mon sentiment sur les monstruosités en médecine légale, il est facile de concevoir
pourquoi je refuse aux monstres la qualité d'*hommes* ;
ils n'en possèdent point la nature, puisqu'ils ne sont pas
développés comme doivent l'être des hommes pour vivre : ils ne représentent qu'une môle de matière organisée sous une forme plus ou moins rapprochée de celle
des hommes. C'est d'eux qu'il faut dire avec la loi romaine (1) : *Non sunt liberi qui contrà formam humani
generis converso more procreantur.*

Ce que j'ai dit des monstres s'applique également aux
avortons : ainsi que les monstres, ces derniers ne jouissent pas encore de la nature humaine. Fruits éphémères
de couches anticipées, frappés de mort par le fait même
de leur naissance, arrachés prématurément au travail de
nutrition intrà-utérine qui devait leur donner la force
de souffrir l'influence des agens hygiéniques et la possibilité de vivre autant que les autres individus de leur
espèce, les avortons ne sont guères plus *hommes* que
l'embryon après quelques instans de conception ; comme
lui, ils ne vivaient que d'une portion de la vie mater-
nelle ; comme lui, hors de l'utérus, ils sont hors de
leur atmosphère de vie.

Les monstres et les avortons ne peuvent donc pas être
homicidés : les *monstres*, parce qu'ils ne jouissent ni de
l'organisation humaine, ni de la possibilité de vivre ; les
avortons, parce qu'ils ne sont pas développés comme

---

(1) L. 14, ff., *De statu hominum.*

2

doivent l'être des hommes en naissant, qu'ils n'ont pas encore de vie propre , qu'ils ne sont qu'un *organe*, selon l'expression de M. Richerand (1), de la femme qui les a conçus.

Or, il est de l'essence de toute espèce d'animaux d'avoir une organisation dont le *développement* comporte une certaine durée de vie. Les individus auxquels manque ce *développement* organique n'appartiennent pas à l'espèce dont ils revêtent la forme : cette proposition comprend l'homme dans sa généralité, car l'homme ne naît pas pour mourir aussitôt.

En résumant cette discussion , je dirai donc qu'il est contraire à l'esprit général de notre législation, et en particulier à l'esprit et aux termes des art. 300 et 295, combinés , du Code pénal , de considérer comme infanticide le meurtre d'un nouveau-né *non viable*.

2°. Peut-on maintenant admettre, avec M. le professeur Orfila (2), « Que la femme qui vient d'accoucher, et » qui depuis long-temps a conçu le projet de détruire » le nouveau-né, est aussi coupable en portant sa main » homicide sur un enfant de sept à huit mois , ou sur » un autre qui est à terme et mal conformé, ou atteint » d'une maladie qu'elle est censée ne pas connaître, que » sur un fœtus de neuf mois bien conformé et jouissant » en apparence de la meilleure santé ? » En semblable matière , l'opinion du célèbre professeur que je cite est tellement grave , que j'hésiterais à la combattre, si je n'avais l'espoir de le ramener lui-même à un sentiment moins sévère.

De quoi se compose un *crime ?* d'un *fait criminel* et de l'*intention* de le commettre ; sans la réunion de ces deux circonstances, il n'est point de crime, d'après notre législation. Or, l'infanticide d'un nouveau-né *non viable*, ignorant cette non viabilité, a bien une intention aussi coupable que s'il ôtait volontairement la vie à un enfant *viable* ; mais enfin commet-il un *infanticide ?* non, car il est impossible d'*homicider* un être qui ne peut être considéré comme *homme*, puisqu'il n'en possède pas l'*essence*, puisque la loi civile lui en refuse les droits.

Supposons que, dans les ténèbres, un homme pénètre près du lit de son ennemi avec la *volonté préméditée* de lui enlever la vie ; supposons qu'il ne frappe que le cadavre de cet individu mort depuis quelques instans : lui appliquerez-vous la peine prononcée contre l'assassin par les art. 302 et 2 du Code pénal, en vous fondant sur son intention criminelle et sur un commencement d'exécution, qui n'aurait manqué d'effet que par une circonstance indépendante de sa volonté ? On sent facilement tout ce qu'une telle argumentation aurait de vicieux (1). Le crime ne pourrait plus exister puisqu'on ne saurait homicider un cadavre : la tentative

---

(1) Le 3 novembre 1826, la femme Livret comparaissait devant la cour d'assises du Loiret, sous l'accusation de tentative d'empoisonnement sur la personne de son mari, en mêlant du verre pilé dans son potage. Sur la question de savoir si le verre pilé est un poison, il y avait divergence d'opinion entre MM. les professeurs Orfila et Marc d'une part, Chaussier et Baudelocque de l'autre : l'accusée a été renvoyée de la plainte, *attendu qu'il n'était pas constant que le verre pilé fût du poison.* (*Gazette des Tribunaux*, 8 novembre 1826.)

Voilà un exemple entre mille d'absolution par défaut *de corps de délit.*

du crime est donc impossible comme le crime lui-
même.

Or, vouloir tuer un nouveau-né non viable ou un
cadavre conservant encore quelque temps après la
mort les premières et les dernières fonctions de la vie as-
similatrice, de la vie végétative , *l'absorption et l'exha-*
lation, c'est à mes yeux le même fait. Dans les deux cas,
l'intention est horrible ; mais l'homicide ne peut avoir
lieu; car l'enfant nouveau-né non viable ne jouira jamais de la vie humaine, le cadavre de l'homme expi-
rant ne la possède plus.

Je rejette donc toute possibilité d'infanticider un
nouveau-né non viable : aussi n'admettrai-je pas, avec
M. le professeur Orfila : « Qu'une femme peut être *ex-*
» *cusée* d'avoir *laissé périr* son enfant *faute de soins* ,
» lorsque celui-ci n'était âgé que de cinq à six mois, ou
» même lorsqu'étant plus près du neuvième mois , il
» était excessivement difforme ou très-faible, ou atteint
» de quelques-uns des symptômes qui annoncent une
» mort prochaine (1). » Je conviens qu'en cas de maladie avancée du nouveau-né infanticidé, on pourrait
invoquer cette excuse : cependant, remarquons qu'elle
serait inutile pour tout autre que la mère , puisque
les circonstances atténuantes ne peuvent, d'après la loi
du 25 juin 1824, profiter qu'à elle seule. Mais si le
nouveau-né n'était pas viable, s'il était monstrueux,
pourquoi recourir à une excuse qui, relativement à
tous individus, excepté la mère, ne change rien aux
dispositions de l'art. 302 du Code pénal , et qui laisse
peser sur cette dernière la marque et les travaux forcés

(1) Op. cit., t. I , p. 324.

à perpétuité ? A mon avis, ce serait punir bien rigou-
reusement, pour ne rien dire de plus, une volonté coupable ; ce serait confondre l'intention criminelle avec le
crime lui-même dans un seul système de pénalité ; ce
serait agir contre tous les principes développés plus
haut.

3°. En vain, d'ailleurs, pour rattacher à la culpabilité
d'intention un fait capable de la convertir en crime,
prétendrait-on qu'il ne résulte pas des termes combinés des articles 300 et 295 que l'enfant doive naître
viable, pour qu'il y ait infanticide : l'esprit de leurs
dispositions étaie encore l'opinion que j'ai émise. Et
en effet, pourquoi l'homicide volontaire est - il réputé crime? Pourquoi la loi lui oppose-t-elle une sévère répression? C'est qu'elle ne pouvait abandonner
la vie des *citoyens* à l'agression illégitime de la violence
ou de la perfidie : c'est que le meurtrier et l'assassin
privent un *homme* de la vie qu'il avait intérêt de conserver : c'est qu'ils l'enlèvent à sa patrie, à sa famille,
à l'amitié, aux droits des tiers: il y a donc là *intérêt* de
prévenir et de poursuivre le crime.

Mais l'enfant non viable n'a ni patrie, ni amis, ni famille : son existence instantanée et végétative ne fait
naître et ne déplace aucun droit civil : lui-même a-t-il
la conscience qu'il existe? a-t-il intérêt à végéter quelques instans de plus? a-t-il même le droit de vivre
lorsque la nature le lui a refusé? Lui donner la mort,
c'est, à part la culpabilité intentionnelle, détacher une
plante du sol où elle s'est développée, c'est détruire une
organisation animée d'une vie particulière : mais ce n'est
pas tuer un homme. Qui donc a intérêt de venger la

mort de l'enfant non viable? D'où naîtrait le droit de répandre le sang humain sur son cercueil ?

Je termine par une dernière considération : elle est de nature à frapper fortement les hommes justes et éclairés. L'art. 317 du Code pénal punit seulement de la réclusion le crime d'avortement, qui met en danger les jours de la mère et arrête dans sa vie intrà-utérine un fœtus dont la viabilité réunit plus de soixante-dix probabilités sur cent ; et la loi frapperait de la peine de mort l'infanticide d'un fœtus qui ne peut conserver une vie momentanée, d'un individu trop imparfait pour être homme, trop informe pour avoir des droits à la protection de la société, dont jamais il ne doit faire partie!.... Une telle contradiction est palpable : elle révolte l'humanité, la justice et la saine logique.

Ainsi, comme le pense M. le professeur Capuron (1), on ne peut frapper des peines de l'art. 302 du Code pénal celui qui donne la mort à un enfant *vivant*, mais *non viable*, à moins de violer les termes des art. 300 et 295 du Code pénal, l'esprit général de la législation, et spécialement celui des art. 300 et 295 du Code pénal, de consacrer une rigueur que repoussent et la justice et l'humanité, de se mettre en contradiction avec les dispositions de l'art. 317 du Code pénal.

Au premier coup-d'œil il semblerait que cette discussion ne soit applicable qu'au nombre très-restreint des cas où l'infanticide aurait été commis sur la per-

---

(1) *Médecine légale relative aux accouchemens.* — Voyez aussi Marc, Dict. de méd., art. *Infanticide.* — Rogron, Comment. sur l'art. 300, *Code pénal expliqué.*

sonne d'un enfant monstrueux ou avorton : il n'en est
cependant pas ainsi.

S'il faut, pour constituer l'infanticide, que la mort
ait été donnée *volontairement* à un enfant *vivant* et
viable, il est évident que dans toutes les affaires où le
ministère public n'aura pu faire constater par procès-
verbal de médecins que l'enfant a eu *vie* et qu'il était
viable, le jury ne devra pas prononcer le verdict de
culpabilité : car c'est à l'accusation à prouver le crime
avec toutes ses circonstances constitutives. « Il ne peut
jamais être permis, a dit d'Aguesseau, de condamner
des accusés sans preuves légitimes et portées jusqu'à la
conviction (1). »

Aussi, en matière d'infanticide, M. le conseiller
Carnot exige : « Qu'il y ait *preuve* au procès que la mort
a été donnée *volontairement* à l'enfant, et non une *simple
présomption* de volonté (2). » Je dirai la même chose
relativement aux circonstances de *vie* et de *viabilité* :
car, s'il n'y a pas infanticide à tuer *involontairement* un
enfant, il n'y a pas non plus infanticide quand on tue
un être dont la *vie* est équivoque ou la *viabilité* incertaine.

---

(1) T. XII, édit. in-4°., p. 644.
(2) Op. cit., t. II, p. 27.

EXAMEN MÉDICO-LÉGAL

De l'opinion émise par divers médecins sur la monomanie homicide.

> .... *Video meliora proboque :*
> *Deteriora sequor.* . . . .

Depuis quelques années un système accrédité par
les médecins a retenti au sein des cours d'assises de
presque toute la France. Un individu a-t-il commis un
crime capital maladroitement déguisé ? Il n'a pas cherché
à cacher son crime; il ignorait qu'il se rendît coupable;
il a présenté lui-même sa tête à l'échafaud : *il est monomane.* Un autre est accusé d'avoir, dans un accès de
jalousie, plongé au sein de sa femme un poignard homicide; mais depuis quelque temps il était sombre, mi-
santhrope, atrabilaire ; mais sa femme ne le trahissait
pas; il éprouvait donc des hallucinations qui l'avaient
irrésistiblement entraîné au meurtre : *il est monomane.*
Un troisième, envieux d'un bonheur qui n'est point
son partage, assassine deux enfans sur le sein maternel;
le crime est évident, mais le motif reste ignoré : dès-
lors il devient certain qu'un fou seul a pu commettre,
sans intérêt, un semblable forfait : le glaive des lois doit
tomber aux pieds de Papavoine : *il est monomane !*...
Singulier système, qui pour tous les crimes trouve

4

une excuse , parce qu'il la cherche et dans l'intention , et dans les paroles , et dans les gestes , et dans l'atrocité même d'un coupable !

Singulier système , qui permet à un accusé adroit d'échapper , au moyen de quelques précédens artistement ménagés , à la juste rigueur des lois !

J'espérais qu'une plume moins inhabile aurait combattu de tels abus. Mais la voix du ministère public s'est seule élevée contre eux : heureusement , ce n'a pas été sans succès.

Je vais donc essayer de démontrer que si la monomanie homicide est *possible* , les exemples incontestables en sont très-rares ; qu'il est bien difficile de la constater , très-facile de la feindre ; qu'elle n'est d'ailleurs qu'une passion particulière , dépravée , ayant comme toutes les autres sa source dans l'organisation : que , conséquemment , les jurés doivent rejeter un système qui semble vouloir couvrir tous les crimes de l'égide de la folie.

Avant d'entrer dans cette discussion , qu'il me soit permis de protester que mon but n'est point d'appeler la peine capitale sur des hommes que l'excuse de la monomanie aurait pu y soustraire : personne assurément plus que moi ne désirerait voir la répression des crimes moins souvent écrite dans notre Code pénal en caractères de sang ; mais quand il s'agit de discuter , en thèse générale , la culpabilité , je ne puis comprendre que la nature de la peine fasse varier le jugement. La vérité est immuable ; et si une action est innocente quand il s'agit de la peine de mort , elle doit l'être encore même en vue de la peine la plus légère.

Cependant cette manière de penser n'a pas prévalu : en effet , on ne niera pas que si la monomanie du meurtre est possible, celles du vol, du vagabondage, de la mendicité, de la rébellion simple, du faux, de l'escroquerie, du viol, etc., le soient aussi. Néanmoins on n'a parlé encore, devant les tribunaux, que de la monomanie homicide; plus de dix écrivains en ont traité, deux ou trois à peine ont dit quelques mots sur les autres monomanies. Or, je le demande, est-il juste de condamner aux travaux forcés, à la réclusion, même à un simple emprisonnement correctionnel, l'individu *entraîné irrésistiblement* à commettre un crime ou délit puni de ces peines, s'il est injuste de frapper de la mort l'homme que *son organisation a poussé* au meurtre ? Ainsi, on n'a tant insisté sur la réalité de la monomanie homicide, que dans le but d'écarter la peine de mort : c'est déjà un argument pour en repousser l'admission légale.

Mais enfin, des *monomanies* et spécialement une *monomanie* homicide peuvent-elles exister ? Tout ce que je dirai sur cette dernière s'appliquant nécessairement aux autres, je me contenterai d'examiner sa réalité; c'est d'ailleurs celle sur laquelle on a le plus insisté ; c'est donc celle qu'il importe surtout de combattre.

Je divise en trois ordres les exemples de *monomanie homicide* que l'on a rapportés.

Les uns ne présentent le caractère ni de la 'folie, ni de la monomanie.

Les autres sont des cas de délire furieux, de manie, d'hallucinations accompagnées ou suivies de fureur.

Enfin, dans le troisième ordre, se trouvent compris les faits qui seuls peuvent donner lieu à discuter la question de monomanie.

Premier ordre de faits. — Henri Feditman, âgé de cinquante-six ans, ouvrier tailleur, comparaissait le 24 avril 1823, devant la Cour d'assises de la Seine, sous l'accusation d'avoir tué sa propre fille.

Fedltman, homme emporté, d'intelligence tellement bornée que M. le pasteur Gœppe le regardait comme affecté d'une sorte d'idiotisme, *avait conçu dès 1815 une passion violente pour sa fille Victoire. Cet amour incestueux éprouva une résistance insurmontable : il n'en devint que plus ardent.* Enfin, la femme et les filles de Fedltman furent obligées de fuir pour soustraire Victoire aux attentats impudiques, et elles-mêmes aux emportemens de cet homme.

Ayant enfin découvert la retraite de sa femme et de ses filles, Fedltman s'y rendit, frappa deux heures à la porte avant d'y être introduit, et *fit ensuite d'inutiles sollicitations auprès de Victoire.* Le 23 mars 1823, il pria M. Gœppe de faire revenir sa fille avec lui, *disant que sans cela il se porterait à des actes de violence.* Le lendemain, *il achète un long couteau pointu qu'il cache dans sa poche,* va trouver sa famille, *déjeûne avec elle,* et *renouvelle ses instances auprès de Victoire* pour la déterminer à le suivre; *sur son refus,* il s'écrie: Eh bien ! tu es cause que je périrai sur l'échafaud. Il lui perce le cœur, et blesse sa femme et son autre fille. Les voisins accourent au bruit. Fedltman *se laisse arrêter sans résistance, en disant qu'il n'a pas envie de se sauver;* aux reproches qu'on lui adresse il répond : *c'est bien fait.* Interrogé sur-le-champ par le commissaire de police sur le motif qui lui avait fait acheter un couteau de cuisine, *il avoue que c'était dans l'intention d'en frapper sa fille,* si elle ne s'arrangeait pas avec lui (1).

_____

(1) Georget, *Examen médical des procès de Léger, Feldtman, etc.,* p. 29.

A l'audience, Feldtman *ne donne aucun signe de dé-rangement d'esprit.* Sa femme a déclaré devant le juge d'instruction, *qu'il n'avait d'égarement qu'au sujet de sa fille Victoire;* et à l'audience, qu'il faisait ordinairement des actes de folie, surtout *les vendredis* et les *jours de pleine lune.* D'ailleurs, un seul témoin rapporte de Fedltman un acte d'idiotisme plutôt que de folie; *aucun autre témoin, même parmi ceux qui connaissent l'accusé depuis long-temps, n'a jamais remarqué en lui des signes d'aliénation mentale.*

Cependant la défense de Fedltman l'a représenté comme un idiot, dont la faible intelligence avait été bouleversée par une violente passion. Cette opinion ne nous paraît pas soutenable: et en effet, quels symptômes d'aliénation mentale Fedltman a-t-il présentés que ne puisse offrir l'alliance désastreuse d'un amour violent et d'un caractère emporté ?

Fedltman est-il fou parce qu'il est amoureux de sa fille ?

L'est-il parce qu'il immole une femme qui résiste à sa passion ?

C'est demander, en d'autres termes, si la réunion de deux crimes également atroces peut équivaloir à l'innocence !

Rien autre chose, en effet, ne prouverait la folie chez Fedltman que l'horreur même de son crime.

Développé par plusieurs années de méditations, son amour ne parvient que lentement au comble de l'exaltation.

Il s'irrite par la résistance de Victoire;

Il éclate enfin en haine et en fureur.

Voilà, ce me semble, plutôt la marche d'une vive passion que de l'aliénation mentale.

Quant au crime lui-même :

1°. il est *volontaire* et *prémédité* : Fedltman *menace de se porter à des actes de violence : il achète un couteau ; il vient chez sa fille avec l'intention de la tuer.*

2°. Le crime a *une cause* : c'est la résistance de Victoire à de criminels désirs.

3°. Il est exécuté *avec les précautions qui peuvent en assurer le succès.* Fedltman achète un *long couteau pointu ; il le cache dans sa poche ; c'est au cœur* de Victoire qu'il le plonge.

4°. Enfin, Fedltman *sait* qu'il commet *un crime ; il connaît la peine dont il est menacé : Eh bien!* dit-il à sa malheureuse fille, *tu es cause que je périrai sur l'échafaud !*

Si tant d'horribles circonstances et de persécutions, si une volonté aussi persévérante, une notion aussi exacte de l'acte commis, une suite d'idées aussi parfaite n'excluent pas l'aliénation mentale, où trouver désormais un crime ?

Georget a senti l'impossibilité de faire admettre à des hommes de sens l'aliénation de Fedltman, et le danger pour la société de confondre avec la *folie* l'explosion d'une passion violente et désordonnée ; mais il conseille aux avocats de soutenir, en semblable occasion, « que, dans certaines passions subites et violentes, la liberté et la volonté sont maîtrisées au point de laisser agir presque irrésistiblement la main homicide ; dans ces cas, il ne peut y avoir eu meurtre, puisqu'il n'y avait pas eu volonté libre ; encore moins préméditation , puisqu'il n'y avait pas assez de liberté. » (1)

J'ai peine, je l'avoue, à concevoir de pareilles subtilités.

La loi punit un fait , 1°. lorsqu'il nuit à la société ; 2°. lorsqu'il est commis volontairement.

Il importe donc *uniquement*, en matière de criminalité intentionnelle, de savoir s'il y a *eu volonté* de commettre le crime.

Or , soutenir que, par une passion violente , la *raison* . et la *volonté* sont *égarées*, comme dans la folie, ou prétendre qu'elles sont *maîtrisées*, *dominées*, c'est-à-dire qu'il y a *monomanie*, n'est-ce point également décider que la *volonté* nécessaire à la culpabilité n'existe pas dans un fait inspiré par une violente passion ?

A quoi aboutissent dès-lors quelques distinctions médicales entre la *monomanie* et l'aliénation mentale ? Le résultat doit être le même : l'impunité des grands criminels.

« Toutes les passions violentes, en effet, sont des *monomanies* : les monomanies excluent la *liberté* de *volonté*; sans *volonté libre* il n'y a pas de *crime* possible. »

Cet argument est clair ; les conséquences en sont inévitables. Nous verrons ultérieurement comment le principe et les conclusions soutiennent une discussion impartiale et raisonnée.

Ainsi, Fedltman n'était *monomane* qu'à l'instar de tous les criminels qu'une passion insurmontée entraîne chaque jour, avec des circonstances plus ou moins af-

---

(1) Georget, *Méd. lég. relat. à la folie*, pag. 29.

freuses, au meurtre et à l'assassinat: sa conduite prouve, en effet, que, s'il a cédé à sa passion, il y a cédé en homme qui la dominait assez pour en diriger l'explosion.»

En me livrant à l'examen des doctrines professées par la défense de Fedltman et par Georget sur la liberté morale dans l'accès de violentes passions, j'étais loin de soupçonner qu'un semblable crime jetait l'épouvante et l'horreur au sein de mon département, dans le canton même où je vais passer chaque année une partie de la belle saison.

Ce matin, la *Gazette des Tribunaux* contenait la narration suivante :

« Un horrible assassinat vient d'être commis à Chef-Haut, arrondissement de Mirecourt (Vosges). Pierre-Nicolas Mathieu, domestique, recherchait depuis quelque temps en mariage Marie Lombard, jeune dentellière, domiciliée en la même commune. Cette fille, d'une taille et d'une beauté remarquables, redoutant *l'extrême violence du caractère* de ce jeune homme, lui avait manifesté à diverses reprises sa résolution de ne pas l'épouser. Mais malgré ces refus, malgré la répugnance qu'elle témoignait à le voir, il n'en continua pas moins ses assiduités: ses visites trop fréquentes alarmèrent la fille et la mère, et toutes deux prirent enfin la ferme et inébranlable détermination de le congédier. Cette mesure, que tant de raisons puissantes justifiaient, *ne fit qu'irriter davantage* la passion de Mathieu. *Son amour se changea en une haine implacable*, et il ne *songea plus qu'à se venger; il ne proféra dès-lors que des menaces de mort* contre l'infortunée Marie Lombard, et le 6 de ce mois, entre midi et une heure, pendant qu'elle était occupée à sarcler un champ d'orge appartenant à sa mère, situé à un quart de lieue de Chef-Haut, il exécuta ses affreux projets. Instruit qu'elle travaillait *seule* à la campagne, *dans un vallon resserré et solitaire, il s'y rendit en grande hâte, armé* d'un énorme racloir, instrument d'agriculture en fer, lourd et très-tranchant; il l'aborda par des chemins étroits et détournés, traversa plusieurs champs de seigle contigus à celui où elle se trouvait, *pour mieux se dérober à ses regards, et la surprit sans qu'elle pût l'éviter.* Il paraît *qu'il voulut attenter à sa pudeur*, et qu'après lui avoir résisté quelques instans, craignant de succomber dans cette lutte, Marie Lombard s'est échappée de ses mains pour fuir dans le village. Mais son meurtrier la *poursuivit, l'atteignit* à trente pas de là, et la frappa d'un violent coup de son racloir entre les deux épaules : elle en fut renversée. Cependant elle se releva, se jeta à ses pieds pour implorer sa pitié, et malgré les cris, les prières et les larmes de cette malheureuse, il la tua sur la place, en lui assénant plusieurs coups de racloir sur la tête.

Environ deux heures après, il *revint près du corps de sa victime.* Comme s'il eût voulu se repaître de son sang et dévorer ses entrailles encore palpitantes, il *l'éventra* avec son couteau, *mutila horriblement* son corps et en fit sortir les intestins; puis *il traîna le cadavre dans un champ de seigle*, à dix pas du lieu où il avait commis l'assassinat. » (1)

Bientôt le meurtre fut présumé, et le cadavre de la malheureuse Marie Lombard découvert.

---

(1) *Gazette des tribunaux*, 2 juillet 1828.

Soupçonné de cet horrible assassinat, Mathieu fut arrêté sur-le-champ, grâces à la diligence et au zèle de M. Pougny, procureur du roi à Mirecourt. *Après quelque hésitation,* Mathieu fit l'aveu de son crime et de toutes les circonstances que nous avons rapportées.

Sans doute, les conseils de Mathieu recourront au système que nous combattons ici. Les aveux de ce cannibale lui enlèvent tout autre moyen d'échapper au supplice : certes, si l'atrocité inconcevable d'un forfait peut lui servir d'excuse, la défense de Mathieu sera facile.

Ce crime, d'ailleurs, présente tous les caractères de celui commis par Fedltman : j'ai souligné, dans le récit qui précède, les passages qui prouvent 1°. que l'attentat de Mathieu reconnaît pour cause un amour ardent et contrarié; 2°. qu'il est *volontaire* et *prémédité*; 3°. que les mesures nécessaires pour en assurer l'exécution ont été calculées; 4°. que Mathieu a tenté de cacher son crime. Ces circonstances me paraissent exclure nécessairement et l'aliénation mentale et la monomanie homicide.

Un homme de tempérament sanguin, de constitution athlétique, ayant éprouvé quelques pertes commerciales fut dès lors dominé par l'idée que, coupable de vol, il expierait sur l'échafaud ce crime imaginaire. Une nuit, il conçut le projet de tuer sa femme pour la soustraire au déshonneur : il n'exécuta pas ce crime, mais il tenta de se suicider : on l'en empêcha et on le conduisit à la maison de santé de Sainte-Colombe, où quelques jours après il mourut d'apoplexie. (1)

_____

(1) Brierre de Boismont, *Observations médico-légales sur la monomanie homicide,* Paris, 1826, pag. 6.

Un homme *tyrannisé par la passion de la jalousie*, tue à coups de maillet sa femme qu'il *croit avoir surprise en flagrant délit*. Le lendemain il se rend auprès du juge, déclare son crime, dit que loin de s'en repentir il le recommencerait encore, et se constitue prisonnier. Sur le jugement des médecins, cet homme fut déclaré fou, renvoyé de l'accusation et renfermé dans une maison de santé.

Quelque temps après, il se brûla la cervelle, déclarant dans une lettre, que, s'il ne s'était pas donné la mort après avoir tué sa femme, c'est qu'il voulait la recevoir de la main du bourreau ; mais qu'il lui appartenait de réparer l'erreur du jugement qui l'avait acquitté. (1)

La femme Brown, depuis quelque temps profondément mélancolique sans causes appréciables, et qui même naguère avait tenté de se noyer, égorgea une petite fille de trois ans, née du commerce illégitime de son mari avec une servante, mais qu'elle avait consenti à recueillir dans la maison.

Arrêtée sur-le-champ, la femme Brown parut devant ses juges dans un état d'imbécillité complète : ses conseils ont invoqué l'existence d'une folie habituelle mêlée de paroxysmes. Cette défense a été couronnée de succès. (2)

Une femme de Saint-Cloud accouche, tue son enfant de vingt-six coups de couteau, et le *jette dans les commodités* : devant ses juges, elle avoue son crime, ne donne aucun motif pour se justifier et dit qu'elle igno-

---

(1) Falret, *Traité du Suicide et de l'Hypochondrie*, p. 313.
(2) *Gazette des Trib.* — Brierre, Op. cit., pag. 29.

rait pourquoi elle l'avait fait. Les juges l'acquittèrent comme atteinte, au moment du crime, d'aliénation mentale. (1)

Une femme de quarante-cinq ans, en proie à des chagrins domestiques, atteinte de maux de tête violens, effrayée de la misère qui attend ses enfans si elle vient à mourir, les noie, retourne à son village et raconte ce qu'elle a fait. (2)

Je ne multiplierai pas davantage ces citations (3) : elles me suffisent pour conclure que souvent on a présenté comme des exemples de manie ou de *monomanie homicide*, des actions qui n'étaient pas empreintes des caractères exclusifs de ces affections.

Et en effet, dans le premier des exemples précédens, je vois une imagination que le malheur a égarée ; un homme avide d'échapper à l'infortune par le suicide : mais la monomanie homicide n'existe pas : la folie même n'est aucunement démontrée.

Le second fait nous révèle un homme cédant d'abord à une jalousie excessive, puis au double malheur d'être trompé et d'avoir trempé ses mains dans le sang de sa compagne : est-ce là de la folie, de la *monomanie homicide ?*

Le troisième exemple est encore le résultat d'une passion aveugle : la jalousie contre un époux infidèle, la vue perpétuellement déchirante du fruit d'amours détes-

---

(1) Brierre, ibid., p. 27.

(2) Georget, *Considérations médico-légales sur la liberté morale;* Paris, 1825, pag. 86.

(3) Voyez le *Courrier français*, 25 juillet 1824. — Georget, op. cit., pag. 76, 79 et 85, etc.

tées : sont-ce là des motifs trop impuissans pour qu'il faille recourir à la monomanie ou à la manie ?

Voici cependant comment M. Brierre essaie de prouver la folie. « Nous pouvons facilement, dit-il, suivre dans cette observation la marche de l'aliénation mentale. La femme Brown consent à recueillir dans la maison l'enfant adultérine de son mari : mais la vue de cette infortunée créature lui rappelle continuellement l'infidélité de son époux ; le chagrin s'empare de son esprit, aigrit son caractère et se convertit en une haine profonde contre la malheureuse enfant. Sa haine devient si violente qu'elle prend la résolution de la tuer. »

Jusqu'ici le simple narré des faits offre plutôt, il faut en convenir, les caractères d'une passion que ceux de l'aliénation mentale ; cette passion c'est la *haine* : le *motif* en est l'infidélité du mari et peut-être la nécessité de garder dans la maison conjugale l'objet qui perpétue un souvenir si douloureux. Le *but du crime* est d'anéantir cet être innocent, mais ineffaçablement empreint du crime conjugal.

M. Brierre continue : « Brown sent d'abord toute l'énormité de son forfait : mais de plus en plus poursuivie par l'idée fixe qui la domine, elle ne trouve point d'autre moyen de la bannir que de se donner la mort. Telle est, en général, la conduite des aliénés, qui conçoivent l'horreur de leur position sans résister à l'influence fatale qui les entraîne ; pour échapper au crime, ils se réfugient dans le suicide. »

D'abord, est-il bien exact que lorsqu'elle tenta de se noyer la femme Brown pensât déjà à homicider la fille de son mari ? rien, ce me semble, dans le narré des faits, ne tend à l'établir. Gardons-nous donc de supposer une intention qui peut n'avoir pas existé. Le désir de se soustraire à ses chagrins domestiques est un motif autant et même plus probable de la tentative de suicide de la femme Brown.

Mais admettons encore que la cause en ait été le désir d'éviter un crime dès long-temps inspiré par la haine : que peut-on en conclure relativement à l'aliénation mentale ? S'il est vrai que *quelques fous* conçoivent toute l'étendue de leur malheur et peuvent chercher à s'y soustraire par le suicide, n'est-il pas aussi *beaucoup* d'hommes qu'une passion violente entraîne malgré eux , qui gémissent d'y céder, et qui, dans une mort volontaire , trouvent enfin un terme à de longs et pénibles combats ? ouvrez la statistique de la seule ville de Paris, vous y verrez quel nombre effrayant de victimes les passions et le chagrin entraînent annuellement au suicide : à ce nombre, comparez celui des fous qui se donnent la mort ; et dites s'il est besoin de recourir à l'aliénation mentale pour expliquer la tentative de suicide commise par Brown ?

Dans le quatrième exemple cité plus haut , la *monomanie homicide* ou la folie ne se révèlerait que par l'*aveu du crime* ; mais combien de coupables accablés sous le poids de preuves plus ou moins concluantes se hâtent d'y ajouter un aveu inutile, pour acquérir quelques droits à l'indulgence ? combien ne spéculent pas sur une apparente imbécillité ? pourquoi donc ce fait , plus que tous les autres crimes d'infanticide, présenterait-il un exemple de monomanie homicide ou d'aliénation mentale ?

Enfin , dans le dernier fait , l'exaltation d'une tendresse mal raisonnée est la cause évidente du crime : cette mère tue ses enfans afin de les soustraire à la misère, comme certains peuples massacraient leurs vieux parens pour leur éviter les infirmités de l'âge ; s'il y a là monomanie, ce n'est point celle du meurtre : c'est celle de l'amour maternel et du désespoir !....

Ainsi, on a encadré à tort dans le système de la *monomanie homicide* des actions inspirées par l'excès d'une passion ou d'un sentiment naturel.

Deuxième ordre de faits. — Selon Georget, les faits suivans seraient des exemples de monomanie homicide.

Un paysan de vingt-sept ans, sujet depuis huit ans jusqu'à vingt-cinq à des accès d'épilepsie, éprouve, au lieu de cette maladie, des *accès de fureur* avec *penchant irrésistible* à commettre un meurtre ; quand il sent *l'accès* approcher, il demande avec instance qu'on le lie ou qu'on l'enferme (1).

Un homme est en proie, par intervalles irréguliers, *à des accès de fureur* marqués par un *penchant sanguinaire irrésistible*. Il conserve toute sa raison entre et pendant les accès. Il ne commit aucun meurtre, mais il tenta plusieurs fois de se suicider (2).

T..., chef de bataillon, âgé de trente-six ans, avait toujours eu un caractère violent et emporté : *il témoignait alors un vif désir de répandre le sang*. Le mariage, loin d'adoucir son caractère, le rendit plus furieux : il tourmentait sa femme ; il la contraignit même, après l'avoir accablée d'injures, à se faire appliquer des sangsues ou à se faire saigner. A la suite d'une maladie, il voulut tuer un pharmacien qui réclamait le prix des

(1) *Méd. lég. relat. à l'intelligence*, pag. 84.
(2) Ibid., pag. 77.

médicamens fournis. Conduit à la maison de Sainte-Colombe, il se livrait souvent à des accès de fureur, frappait les domestiques et leur jetait des meubles à la tête. Pour approcher de lui, il fallait déployer, dit M. Brierre, qui rapporte cette histoire, un certain appareil de force, et alors il s'écriait : « Lâches, vous » n'osez venir seuls ; vous vous mettez plusieurs sur un » homme ! mais qu'il n'en reste qu'un, et il verra si je » ne le tue pas. » En disant ces paroles, il devenait *très-rouge*, ses *yeux étincelaient* (1), et tout l'ensemble de sa physionomie annonçait *une rage qui ne pouvait être assouvie que par le sang*. Ce malheureux resta trois mois dans la maison ; au bout de ce temps, on le transporta à Charenton : *il y est mort en démence* (2).

Il est difficile de voir, dans ces trois observations, autre chose que des accès de manie furieuse : la fureur, en effet, se manifeste surtout par le désir de frapper les personnes ou les meubles environnans. Ce désir *irréfléchi, involontaire*, sans *motif*, sans *but*, sans *direction*, ne doit pas être confondu avec la *volonté positive, formelle*, de verser le sang. Le furieux tue un homme comme il briserait un meuble ; il arme sa main du premier objet qu'il rencontre : pierre, bâton, poignard, roseau, tout lui est indifférent ; il n'a la faculté ni de concevoir un dessein, ni d'en suivre l'exécution, ni de faire un choix quelconque. Un mouvement désordonné dirige son bras ; il frappe pour *frapper*, non pour *répandre du sang*. Il n'est donc pas atteint de *monomanie homicide*.

---

(1) Ces phénomènes s'observent souvent dans la colère.
(2) Brierre de Boismont, *op. cit.*, pag. 9.

Remarquons aussi que les observations précédentes sont écrites sous l'influence d'une préoccupation qui en a déguisé le véritable caractère aux yeux de MM. Georget et Brierre. Le premier attribue aux individus qu'il cite des *penchans sanguinaires irrésistibles*, et cependant aucun meurtre n'a été commis par eux. Le second intercale dans sa narration *le vif désir de répandre le sang; une rage qui ne pouvait être assouvie que par le sang.* Ces idées se sont sans doute élevées naturellement dans l'esprit de M. Brierre à la vue des actes commis par T..., et de l'expression de sa physionomie ; mais, avec un peu de bonne volonté, n'en dira-t-on pas autant de tous les individus emportés soit par la colère, soit par la vengeance, soit même par l'enthousiasme du fanatisme et de la gloire ? Homère a dit d'Achille :

> Dans les yeux du héros la fureur étincelle ;
> De poussière couvert, pâle, défiguré,
> Il s'enivre du sang *dont il est altéré.*
>
> (*Iliade*, liv. 20. Traduct. de M. Aignan, de l'Acad. franç.)

La médecine légale, sévère comme la loi elle-même, doit abandonner à la poésie ces fictions et ces images. C'est surtout quand il s'agit des intérêts de la société et de la vie des hommes qu'il faut proscrire les hypothèses. Or, dans les faits qui précèdent, rien peut-il légitimer l'admission de *cette soif du sang*, caractéristique de la monomanie homicide ?

Un homme atteint de *manie furieuse* était enchaîné dans une des loges de Bicêtre, lorsque des brigands révolutionnaires envahirent cet hospice, sous le prétexte de délivrer les individus que l'on y détiendrait à tort comme atteints de folie. Les propos pleins de bon sens de cet homme les déterminent à lui rendre la liberté,

malgré les observations du gardien : mais le spectacle de
tant d'hommes armés, leurs cris bruyans et confus ra-
niment la fureur de l'aliéné : il saisit d'un bras vigoureux
le sabre d'un voisin, et frappe à droite et à gauche, jusqu'à ce qu'on soit parvenu à s'en rendre maître (1).

Voilà, j'en conviens, de la fureur, un accès *de manie
furieuse* ; mais, je le demande encore, où donc est la
monomanie homicide ? Si on la voit ici, il faudra la
trouver également et dans les transports du frénétique,
et dans le délire du fièvreux, et dans la rage de l'hydro-
phobe.

Un missionnaire exalte par ses prédications fougueuses
l'imagination d'un vigneron faible et crédule. Ce dernier se croit condamné aux brasiers éternels, et il ne
peut empêcher sa famille de subir le même sort que par
ce qu'on appelle le *baptême de sang.* En conséquence,
il égorge froidement deux enfans en bas âge, et tue un
prisonnier enfermé dans le même cachot que lui. Après
quatorze années de tranquillité, une veille de Noël, il
immole, en sacrifice expiatoire, deux victimes qui
étaient à ses côtés. (2)

Où donc verrons-nous ici le *penchant irrésistible* à
verser du sang? Faisons-y bien attention, s'il existe une
monomanie chez le vigneron dont il s'agit, ce n'est point
la monomanie homicide, mais une monomanie reli-
gieuse, fanatique, celle qui inspira et les massacres de
la Saint-Barthélemi, et les crimes de l'inquisition, et
l'infâme forfait de Ravaillac. Le vigneron ne tuait pas

---

(1) Georget, *Méd. lég. relat. à l'intell.*, p. 78.
(2) Pinel, *Traité de l'aliénation mentale*, pag. 118.

ses victimes pour *voir couler leur sang*, mais afin de *les sauver de l'enfer* : voilà comme on change l'aspect d'un fait en altérant l'intention qui y a présidé! D'ailleurs, à mon avis, il n'y a pas même là de monomanie, mais une aliénation mentale complexe ; car elle comprend, 1°. la faiblesse d'esprit; 2°. la superstition ; 3°. le fanatisme ; 4°. et enfin la perversion de plusieurs idées naturelles.

MM. Bayle , Georget et Brierre, rapportent comme exemple de monomanie homicide le fait suivant :

Un avocat distingué de Clermont-Ferrand , en proie à des chagrins domestiques et à une jalousie violente, fut atteint d'aliénation mentale et conduit à Charenton : il en sortit au bout d'un an et reprit ses occupations ordinaires. Sa jalousie recommençant à le tourmenter , il eut de nouveau quelques illusions qui bientôt se changèrent en un véritable délire : il se croyait en butte aux attaques de personnages mystérieux et malfaisans. Un jour, il descendit à la cave avec sa femme, lui fit subitement au cou une blessure mortelle, reprit son rasoir, et se cacha derrière un tonneau. Au bout d'une demi-heure, sa belle-sœur, étonnée de ne pas les voir arriver , descend à la cave. A peine a-t-elle franchi la porte, que le visionnaire l'immole près du corps de sa sœur : les cris de cette dernière victime furent entendus d'une domestique qui accourut aussitôt. C... voulut se jeter sur elle et la tuer ; mais elle s'échappa heureusement. On descendit avec précaution à la cave : C... se promenait tranquillement les bras croisés.

Arrêté et interrogé sur les motifs des crimes qu'il venait de commettre, il répondit que sa femme , sa belle-sœur et la domestique *lui avaient paru se transformer*

5.

tout-à-coup en démons qui voulaient l'attirer aux enfers , et qu'il les avait immolées pour échapper à leurs poursuites. Mis en jugement , C... fut déclaré atteint d'aliénation mentale (1).

Il est difficile de comprendre que la conduite de C... soit le résultat de la *monomanie homicide.* 1°. Perversion des facultés intellectuelles , puisque C... *s'imagine* successivement *être trahi par sa femme , atteint de mal vénérien , près de mourir, condamné à l'enfer , etc.* (2); 2°. perversion des sentimens naturels , *puisqu'il donne des preuves de jalousie, de défiance et d'ingratitude envers les personnes qui lui ont prodigué des soins* (3) ; 3°. hallucinations ; 4°. délire et fureur ; 5°. oubli de sa propre sûreté : voilà les circonstances successives du fait que nous avons rapporté. Ne présente-t-il pas tous les caractères de l'aliénation mentale ?

« L'aliénation mentale, dit Georget, peut présenter deux ordres de troubles fonctionnels : 1°. un état *de perversion des penchans , des affections , des passions , des sentimens naturels ; la manifestation de penchans , d'affections , de passions et de sentimens opposés à ceux dont était doué l'individu;* 2°. *un état d'aberration des idées , de trouble dans les combinaisons intellectuelles ; la manifestation d'idées bizarres , de jugemens erronés ,* etc. Ces deux ordres de phénomènes sont ordinairement compris sous les noms de *lésions de la volonté et de lésions de l'intelligence ou délire....* Ordinairement, ces deux élémens de l'aliénation mentale se trouvent

(1) Brierre , op. cit. , p. 9 et suiv. — Georget, op. cit. , p. 77.
(2) Brierre , op. cit. , pag. 11 et 12.
(3) Ibid , pag. 13 , 14.

réunis chez le même malade : en même temps qu'il dé-
raisonne, il présente des changemens remarquables dans
ses penchans et dans ses affections. » (1)

Que l'on compare et que l'on juge.....

Pour quiconque a parcouru les deux ordres de faits
précédens, il est de toute évidence que l'on a cherché
à confondre sous la dénomination nosographique de
monomanie homicide, 1°. des faits *criminels* inspirés
par une passion ou par un sentiment naturel violent ;
2°. des actions qui présentent les caractères de l'*aliénation mentale* et de la manie furieuse. Ainsi, les exemples
de monomanie homicide, si nombreux dans les auteurs,
doivent être de beaucoup réduits et regardés comme
très-rares.

Il n'était d'ailleurs pas sans importance, pour faire
triompher le système de monomanie homicide, d'en
multiplier ainsi les exemples : par là, on rendait plus
admissible la présomption de *délire intellectuel* et *d'infirmité mentale*. Comment, en effet, admettre *qu'une
foule* d'individus d'âges, de sexes, d'états sociaux diffé-
rens, aient pu s'abandonner à une passion aussi anor-
male, aussi horrible, aussi dégradante, que la passion
du meurtre ! L'idée de folie se présentait à l'instant : elle
était naturelle et consolante. Mais en voyant qu'il ne
se développe que *rarement* et *chez quelques personnes*,
on aurait relégué le désir féroce de verser le sang au
nombre de ces bizarreries de passions et de penchans
dont les annales de l'humanité nous offrent un réper-
toire si varié et si lugubre : il y avait une certaine ha-

----

(1) *Considérations médico-légales sur la liberté morale*, p. 69.

bileté de tactique à intéresser ainsi dans la question la *dignité de l'homme !*

Enfin, en mettant sous les yeux des jurés une série aussi considérable de meurtres, présentés comme *irrésistiblement produits par une organisation malade*, on donnait à l'excuse *de la monomanie homicide* toute la valeur qu'une théorie reçoit de faits nombreux ; on augmentait beaucoup les victimes d'erreurs judiciaires; on soulevait, en un mot, avec plus de force, dans le cœur des jurés, l'humanité, le doute, l'irrésolution et la crainte.

Troisième ordre de faits. Georget rapporte comme des exemples de monomanie homicide les faits suivans. N..., voiturier qui avait quitté sa famille *étant en parfaite santé*, a été *subitement* saisi d'un accès de folie sérieuse. Il s'enferme d'abord dans son écurie avec ses chevaux, auxquels il n'avait pas fait donner de fourrage ; puis s'étant mis en route, il maltraite une femme; il marche en tête de sa voiture une hache à la main, tue successivement une femme, un jeune garçon de treize ans, un jeune homme de trente ans : il frappe encore le cadavre de ce dernier, dont il répand la cervelle sur le chemin, jette sa hache, et continue sa route ainsi désarmé; il attaque deux juifs ; se jette sur un paysan, qui, par ses cris, le fait arrêter. Conduit près des cadavres de ses victimes, il dit : « *Ce n'est pas moi, c'est mon mauvais esprit qui a commis ces meurtres.* » (1)

«Le 14 mars, Magne, âgé de vingt-trois ans, *après avoir déjeûné très-paisiblement*, s'est rendu chez le sieur Bes-

---

(1) *Aristarque français*, 13 avril 1820. — Georget, p. 88.

nard, maître d'école, et *s'est informé* combien il lui en coûterait pour apprendre à lire, à écrire et à compter. — Trois francs par mois, a répondu Besnard.— Pourrais-je commencer de suite? demanda Magne. — Quand vous voudrez. Magne, *qui pendant ce colloque avait eu les deux mains dans les poches de sa veste*, en retire tout-à-coup la main droite, armée d'un couteau fraîchement aiguisé, le plonge dans le sein de Besnard, en disant : eh bien! je commence dès à présent. Magne sortit, et Besnard eut la force de le suivre jusque dans la rue, et de crier : à l'assassin! La rue était isolée : malgré ses cris, Magne, *sans hâter le pas*, rentre chez lui, *aiguise son couteau*, et *étant sorti presque aussitôt*, il rencontre M. A...., notaire, et le frappe d'un coup de couteau, qui l'aurait tué si les doubles vêtemens qu'il portait n'eussent amorti le coup. M. A.... poursuit l'assassin, qui se réfugie dans la maison de M. D...., négociant ; après avoir parcouru plusieurs appartemens où il n'y avait personne, il saute par une fenêtre et entre dans une maison voisine, celle de M. B..., avocat, suppléant du juge-de-paix. En ce moment une servante de la maison était penchée sur la fenêtre et saignait au nez. Magne *s'était d'abord approché d'elle*, mais *ayant aperçu Madame B...*, il s'adresse *à cette dernière*, et lui demande où est son mari : Il est sorti, dit-elle. — J'ai absolument besoin de lui. — Il est sorti, vous dis-je.—Eh bien! voilà pour toi, ajoute ce furieux, en lui portant un coup de couteau sur la tête. Cette jeune dame, enceinte, reçoit une blessure profonde à la mâchoire et tombe baignée dans son sang. Cependant les cris des voisins : *à l'assassin!* avaient conduit plusieurs groupes autour de ce furieux, dont on n'osait approcher. Magne, *voyant la gendarmerie arriver, perce la foule, escalade* le mur d'un jardin, et avant qu'on ait pu l'y poursuivre il se frappe lui-même de deux coups de couteau dans le cou. Alors on s'empare de lui et il est conduit en prison.» (1)

Tout le monde a encore présent à l'esprit les pénibles détails du crime de la femme Cornier : on les retrouvera d'ailleurs habilement retracés dans la brochure de M. le docteur Marc. Sans rapporter ici toutes les circonstances du crime, je rappellerai que la femme Cornier, après avoir long-temps combattu le projet de tuer une enfant à laquelle elle était cependant attachée, céda un jour sans motifs, et à ce qu'il paraît, sans préméditation, à son penchant sanguinaire ; qu'après avoir tranché la tête de cette petite fille, elle la jeta au milieu de la rue et se présenta d'elle-même, l'aveu de son crime à la bouche, au-devant des coups de la justice. Malgré les efforts d'une défense éloquente et la savante dissertation de M. le docteur Marc, Henriette Cornier a été condamnée aux travaux forcés à perpétuité comme coupable d'homicide volontaire.

Je lis, dans la consultation médico-légale de M. Marc pour la femme *Cornier*, le fait suivant :

En 1778, la femme N... assassina, près de Kœnigsberg, une enfant de quatre ans, avec laquelle elle était venue du village voisin.

Cette femme, dominée par la crainte d'être conduite

---

(1) *Journal des Débats*, 1er. avril 1825. — Georget, pag. 91. — Brierre, op. cit., pag. 30.

devant les juges de l'endroit, par suite d'un démêlé pécuniaire avec la femme d'un sergent , s'était enfuie et
s'était réfugiée chez un paysan , au service duquel son
frère avait été. Là , *elle conçoit le projet de tuer l'enfant de cet homme.* Elle *rejette d'abord* une telle idée ;
mais bientôt *elle s'y accoutume ,* et la petite fille de son
hôte est vouée à la mort. Voici *par quel raisonnement*
elle se confirme dans la volonté du crime : l'enfant du
paysan est fille unique; moi aussi, je suis fille unique,
et j'ai toujours été très-malheureuse. Un semblable sort
est peut-être réservé à cette enfant; en conséquence, *il
vaut autant que ce soit elle* que je tue, qu'une autre.

Pour exécuter son dessein , la femme N... *détermine*
le paysan à lui confier sa fille. *A peine cette résolution
est-elle prise , qu'elle soustrait un couteau à son hôte ,
le cache dans son sein , et s'occupe ensuite à l'aiguiser ,*
pour ne pas faire souffrir la victime. Dans la soirée, *elle
aide elle-même* le paysan à chercher son couteau : le
départ a bientôt lieu ; arrivée à quelque distance de la
ville , *elle prie le père , qui l'avait accompagnée, de lui
faire une commission* dans une maison voisine; celui-ci
s'éloigne à l'instant même. La femme N... coupe la tête
de la petite fille d'un seul coup, couvre le cadavre de
paille, et vient se livrer à la justice. Interrogée , elle répond que la conduite de la femme du sergent et le
mandat de comparution du juge *l'ont exaspérée au point
de faire naître en elle* l'horrible projet, qu'elle désire ar-
demment être puni selon la rigueur des lois.

Des renseignemens ultérieurs apprirent que le père de
la femme N... avait été mélancolique; qu'elle-même avait
été , deux ans auparavant, maniaque, et que sa manie

s'était ensuite convertie en mélancolie et en goût pour la solitude. La femme N... fut déclarée maniaque. (1)

La petite ville de Freinwalde, en Poméranie, a été, le 26 juin 1826, le théâtre d'un crime affreux. Un cordonnier, à son retour des champs, trouva chez lui ses quatre enfans assassinés. (L'aîné avait sept ans, et le plus jeune six mois.) La mère *avait disparu.* Le lendemain on la trouva *cachée dans un champ de bled*; on l'arrêta, et *dès les premières questions* qu'on lui fit, elle *avoua* qu'elle était l'auteur de l'assassinat de ses quatre enfans, et ajouta qu'elle les avait tués à coups de marteau. On *n'a remarqué en elle aucun signe d'aliénation mentale.* Elle *se repentait de son crime;* mais elle assura *qu'elle avait été forcée de le commettre, malgré tous les efforts qu'elle avait faits pour se dompter, comme si elle y avait été poussée par une puissance irrésistible.* Elle déclara en outre que chaque fois qu'elle avait été enceinte, elle avait commis quelques vols de peu de valeur; et comme on lui avait dit que les mauvaises actions d'une femme enceinte passaient en héritage à l'enfant qu'elle portait dans son sein, que par conséquent tous ses enfans devaient devenir des voleurs avec l'âge, elle regardait comme un bonheur pour ces malheureuses créatures (2) d'avoir quitté le monde.

Louis-Auguste Papavoine, âgé de quarante-un ans, ex-commis de première classe à la marine, comparais-

---

(1) Metzger, *Médecine légale*, 1780. Marc, op. cit. — Brierre, op. cit.

(2) *Courrier du Bas-Rhin*, 22 août 1820.

sait devant la Cour d'assises de Paris, le 23 février 1825, sous l'accusation d'assassinat de deux enfans en bas âge.

Papavoine a toujours eu un caractère sombre et mélancolique, cependant il avait rempli avec probité, exactitude et sagacité les fonctions de son emploi jusqu'en 1823. Alors des chagrins domestiques augmentèrent l'irritation et la misanthropie de son caractère. Il paraît même qu'à cette époque il éprouva des hallucinations.

Enfin, le 6 octobre 1824, il vint à Paris pour conclure des affaires urgentes et peu avantageuses.

Le 8 et le 9 il fait des promenades solitaires.

Le 10, il se dirige vers le bois de Vincennes; *il rencontre sur le chemin* une jeune femme accompagnée de deux enfans. *Il les suit* jusqu'au parc, *les y voit entrer, revient acheter un couteau à Vincennes, retourne aussitôt* dans le parc et *rejoint* la jeune dame et les deux enfans. Sa *figure était pâle, sa voix était* » *troublée* : « Votre promenade a été bientôt faite, » dit-il à cette dame ; » et, *se baissant comme pour embrasser l'un des enfans,* il lui plonge son couteau dans le cœur. *Pendant que la malheureuse mère s'occupait* de cette première victime, Papavoine plongea son couteau dans le cœur de l'autre enfant, *s'enfuit ensuite à pas précipités et s'enfonça dans le taillis* (1).

Bientôt il rencontre un militaire auquel *il demande l'issue de la forêt : il marchait à grands pas,* jetait autour de lui *des regards inquiets.* Il examinait ses mains

_____

(1) Acte d'accusation.

et ses bras, et *demandait s'il n'était pas marqué de quelque chose.*

Bientôt un gendarme vint l'arrêter, disant qu'on venait d'assassiner deux enfans. *Vous perdez votre temps en m'arrêtant,* lui dit Papavoine; *vous donnez le temps à celui qui a commis le crime de prendre la fuite.* Il était d'ailleurs calme et sa physionomie ne présentait rien d'extraordinaire.

Conduit en présence des cadavres de ses victimes, reconnu par tous les témoins de ce drame effroyable, Papavoine se *renferme froidement dans une dénégation absolue.*

Bientôt *il change de système,* et avoue son crime; pour y trouver une excuse, le monstre prétend qu'il a cru plonger son bras dans le sang des enfans de France. Horrible explication, d'où il veut faire surgir l'idée d'une manie furieuse.

Dans sa prison, Papavoine s'est livré à des actes apparens de folie : un homme sage et impartial devait s'en défier. Cependant ils ont fait impression sur quelques esprits : on y a vu la preuve que Papavoine était aliéné.

Papavoine a été condamné à la peine de mort et exécuté.

Antoine Léger, âgé de 29 ans, ancien militaire, a été traduit devant la Cour d'assises de Versailles, le 23 novembre 1823, accusé, 1°. de vol de légumes dans un jardin et pendant la nuit; 2°. d'attentat à la pudeur, avec violence, sur la personne de la jeune Debully, âgée de douze ans et demi; 3°. d'avoir commis volontairement, avec préméditation et guet-à-pens, un homicide sur la personne de ladite Debully. Voici les circonst nces principales de ce crime.

« Dès sa jeunesse, Léger a toujours paru sombre, farouche, fuyant la société des femmes et des jeunes gens de son âge.

Le 20 juin 1823, il quitte la maison paternelle, sous prétexte de chercher une place de domestique : il n'emporte avec lui qu'une somme de 50 francs, et les habits dont il était vêtu. Il gagne un bois voisin, où il établit son habitation dans une grotte, au milieu des rochers. Là, il vit, pendant quinze jours, de racines, de pois, d'épis de blé, de groseilles, d'autres fruits sauvages et d'artichauts volés. Un jour, ayant attrapé un lapin, il le mangea cru sur-le-champ.

« Le 10 août, Léger aperçoit une jeune fille près de la lisière du bois : *il court à elle, lui passe* un mouchoir autour du cou, la *charge* sur son dos, et *s'enfonce à pas précipités* dans le bois : bientôt il s'arrête : il jette la jeune Debully sur l'herbe : elle est sans vie. Le monstre, après avoir assouvi ses hideuses passions sur ce corps inanimé, l'ouvre, en retire le cœur qu'il dévore en partie....

Tous ses désirs sont assouvis : *il enterre sa victime. Effrayé par le croassement des pies, qu'il croyait là pour le faire prendre, il abandonne le théâtre de son forfait; il va errant pendant deux jours sur les rochers, sans pouvoir s'abandonner au sommeil : il lave sa chemise et en coupe le col et les manches, qui étaient ensanglantés.* Arrêté trois jours après l'enlèvement de la jeune Debully, Léger *cherche d'abord à déguiser la vérité :* il déclare son nom, le lieu de son domicile, la cause de sa fuite, sa course errante au milieu des bois.

Devant l'adjoint de la commune *il se prétend un forçat libéré*, et raconte une fable pleine d'invraisemblances et de contradictions.

Enfin, soupçonné des crimes qu'il a commis, *il nie d'abord;* mais bientôt on en arrache un aveu accablant : *dès ce moment,* froid et impassible, il déroule lui-même la série de ses crimes, il en révèle les moindres circonstances; il en produit les preuves; il indique à la justice et le théâtre de son forfait et la manière dont il a été consommé (1). Léger a été condamné à mort et exécuté quelques jours après. Sa tête, examinée par MM. Esquirol et Gall, a présenté quelques adhérences morbides.

« Une femme de vingt-six ans *éprouvait* périodiquement *des accès pendant lesquels elle ressentait d'inexprimables angoisses et la tentation affreuse de se détruire et de tuer son mari et ses enfans qui lui étaient infiniment chers. Un combat se livrait dans son intérieur,* entre ses devoirs, ses principes de religion et l'impulsion qui l'excitait à l'action la plus atroce. Depuis long-temps *elle n'avait plus le courage* de baigner le plus jeune de ses enfans, parce qu'une voix intérieure lui disait sans relâche : *laisse-le couler, laisse-le couler.* Souvent elle *avait à peine le temps et la force nécessaires* pour jeter loin d'elle un couteau qu'*elle était tentée de plonger* dans son propre sein et dans celui de ses enfans. Entrait-elle dans la chambre de ses enfans et de son mari, et les trouvait-elle endormis, l'envie de les tuer venait aussitôt la saisir. Quelquefois elle *fermait précipitamment sur elle* la porte de cette chambre, et

---

(1) Acte d'accusation.

en jetait au loin la clef, *afin de n'avoir plus la possibilité* de retourner auprès d'eux pendant la nuit, *s'il lui
arrivait de ne pouvoir résister* à son infernale tentation (1). »

Le 7 octobre 1827, la femme d'un chaudronnier,
nommée Ny, dit M. Georget, vint me demander des
conseils pour un état *qui la mettait au désespoir;* elle
avait l'apparence de la santé, elle dormait bien, avait
bon appétit; ses règles étaient régulières, elle n'éprouvait aucune douleur, la circulation n'avait rien de particulier; mais la femme Ny se plaint d'avoir par instant
des idées qui la portent à immoler ses quatre enfans,
quoiqu'elle les *aime,* dit-elle, plus qu'*elle-même;* elle
craint alors de faire un mauvais coup; *elle pleure et se
désespère; elle a envie de se jeter par la fenêtre.* Dans
ces momens elle devient rouge; elle ressent une impulsion *irrésistible et non motivée,* qui lui donne un
saisissement et un tremblement général.

Elle n'a pas de *mauvaises idées* contre les autres enfans; *elle a le soin de fuir les siens, de se tenir hors
de chez elle,* de rester chez une voisine, *de cacher cou-
teaux et ciseaux; on n'observe aucune autre lésion
mentale.* Cette femme ne peut plus travailler dans une
manufacture où elle était employée, attendu qu'elle a
besoin d'être aidée par deux de ses enfans, *et qu'elle ne
veut pas les avoir si près d'elle.* Elle ne reste point
oisive; quand elle n'a rien à faire, elle monte et descend
les escaliers un grand nombre de fois *pour faire diver-*

(1) Gall, *Sur les fonct. du cerv.*, t. I, p. 457. — Georget, *Méd. lég.
relat. à l'intell.*, p. 83.

sion à ses idées. Cet état dure depuis le 8 septembre. Trois mois auparavant la malade avait éprouvé une vive contrariété étant dans ses règles : celles-ci continuèrent de couler et sont revenues avec régularité. Elle n'a pas eu l'esprit frappé par le récit de crimes extraordinaires (1).

« M. Barbier, médecin en chef de l'hôpital d'Amiens, auteur de plusieurs ouvrages estimés, a adressé à l'Académie royale de Médecine l'observation suivante dont il garantit l'exactitude.

Une femme, nouvellement accouchée, ayant entendu parler du crime de la fille Cornier, fut prise de monomanie homicide. Elle lutta d'abord, quoiqu'avec peine, contre le désir qui la poursuivait ; mais craignant enfin de ne pouvoir résister plus long-temps, elle en fit l'aveu à son mari, qui se vit dans la nécessité de la faire temporairement enfermer.

Dans la même séance, un autre membre de l'Académie annonça qu'à Gayac, en Languedoc, une femme, sur le récit du même crime, contracta aussi la monomanie homicide, et conçut le projet de tuer un de ses enfans. Elle se munit à cet effet d'un rasoir qu'elle porta quelque temps caché sur elle, attendant une occasion favorable; mais au moment de commettre le meurtre, une lutte violente s'établit dans son esprit, et pour s'ôter la possibilité de céder à son affreux penchant, elle ne trouva d'autre moyen que d'appeler du secours ; on la désarma, et on a été obligé de l'enfermer (2). »

---

(1) *Discussion médico-légale sur la folie ou l'aliénation mentale*, Arch. génér. de méd., tom. 13, pag. 501.

(2) *Le Globe*, 15 août 1826.

Les faits qui précèdent, en supposant l'exactitude des circonstances principales et surtout l'absence totale de causes des homicides rapportés, ne peuvent laisser de doute sur la réalité d'un *penchant à répandre le sang humain.*

Ce résultat admis, tous les auteurs ont dirigé immédiatement leurs recherches sur la diagnostic de ce penchant. Aucun n'a songé à en déterminer la nature ; aucun n'a supposé que peut-être la loi devait opposer à la soif du sang la répression qu'elle déploie contre les actes criminels ; aucun, en un mot, n'a daigné discuter si le penchant au meurtre est une *aliénation mentale,* ou s'il n'est qu'une *passion.*

Mais la question a été résolue sans être soulevée. On a dit :

Le *penchant au meurtre* est parfois accompagné d'un état anormal du cerveau.

Il est donc produit par une maladie de l'organisation

La volonté est donc dominée. Elle n'est pas libre.

Si vous condamnez à mort un monomane homicide, vous envoyez donc à l'échafaud un *malade,* un innocent.

Singulière contradiction ! aux yeux des mêmes savans qui soutiennent que l'homme, *dominé* par son organisation, n'est plus responsable de ses actes, les passions violentes maîtrisent la volonté. Toutes ont leur siége dans une disposition organique. On va même jusqu'à déterminer les anfractuosités cérébrales d'où elles naissent.

Qu'ils choisissent donc entre la responsabilité légale d'un homme entraîné par son organisation et l'impunité

6

de presque tous les crimes, puisque bien peu ne sont pas le résultat d'une passion violente.

On a dit aussi : « N'est-il pas consolant pour l'humanité de *pouvoir rattacher à une infirmité mentale* quelques-uns des forfaits qui la déshonorent? Et n'est-ce point ravaler la dignité de l'homme que d'*admettre si facilement* l'existence de monstres raisonnables qui commettraient des crimes si inouïs, sans intérêt, et par le seul besoin de se baigner dans le sang de leurs semblables. »

Sophisme et erreur!

Sophisme : parce qu'on n'anéantit pas la vérité pour ne vouloir pas la reconnaître.

Erreur : parce que l'humanité, qui a produit Caracalla, Robespierre, Néron, Collot-d'Herbois, Maingrat, Mandrin et Catherine de Médicis, est à l'abri d'un surcroît d'infamie.

J'en conviens donc sans peine. La *monomanie homicide* a sa source dans l'organisation.

Elle est dégradante pour l'humanité; mais qu'importe, relativement à la responsabilité légale des actes commis par le monomane homicide? Evidemment on a déplacé la question de son véritable terrain. Essayons de l'y rétablir.

La monomanie homicide ne peut être considérée comme une espèce d'aliénation mentale, qu'autant que les passions elles-mêmes seraient assimilées à la folie.

Il y a en effet exacte similitude entre la monomanie homicide et une passion quelconque.

Cette proposition sera prouvée facilement par la définition même que l'on a donnée de la *monomanie*. C'est, a-t-on dit, « un genre de folie dans lequel le délire ne porte que sur une idée ou sur un petit nombre d'idées, l'intelligence conservant son intégrité sur tous les autres points. »

Or, cette définition ne convient-elle pas aux *passions* ainsi qu'à la *monomanie ?*

En effet, dans les passions comme dans la monomanie, il y a *délire;* car la raison est sans pouvoir sur l'homme passionné. Ses idées se pervertissent, son jugement s'égare ; il oublie tout pour un seul objet, tout, souvent même ses devoirs les plus impérieux, le respect qu'il doit à l'existence de ses semblables et le soin de sa propre conservation (1).

Les *passions, comme la monomanie, ne portent que sur une idée ou sur un petit nombre d'idées.* L'ambitieux rapporte tout au désir de s'élever, le jaloux trouve partout des alimens à la passion dont il est dévoré, l'envieux traîne en tous lieux le noir chagrin qui le domine, etc. D'ailleurs, plusieurs de ces passions se réunissent très-rarement à un égal degré de violence chez un même individu. Dans les *passions* comme dans la *monomanie, l'intelligence conserve son intégrité sur tous les autres points :* l'homme en proie à une passion déterminée, la vengeance, par exemple, raisonne aussi sainement que le lui permet le développement de ses facultés intellectuelles, sur les sujets étrangers au penchant qui le maîtrise. Bien plus, souvent son intelligence semble s'agrandir, son âme s'exalter : il pense, il

_____

(1) Il faut observer qu'il ne s'agit ici que de passions et de monomanies assez développées pour conduire à un délit ou à un crime.

sent, il agit, comme il paraissait auparavant incapable
de penser, de sentir et d'agir.

Ainsi, la définition de la monomanie est aussi celle
des passions. Je défie en effet que l'on trouve dans la
monomanie, et en particulier dans la monomanie homicide, un caractère général, philosophique, qui n'ap-
partienne à une passion violente. A mes yeux, toutes
les monomanies sont des passions, ou toutes les passions des monomanies.

Continuons en effet à étudier comparativement le
siége, le développement, la marche, les symptômes et
les effets de la monomanie et des passions, et nous verrons s'évanouir tour-à-tour les distinctions établies
entre elles.

2°. Le siége de la monomanie est dans l'organisation.
M. Esquirol a remarqué plusieurs adhérences morbides
entre la pie-mère et le cerveau (1) de Léger. MM. Royer-
Collard et Bayle ont constaté des lésions cérébrales
chez des *monomanes ambitieux.*

Soit (2); mais le cerveau de Feltdman, dominé par
un amour incestueux, violent, n'a pas paru parfaite-
ment sain à M. Breschet (3).

Mais si dans la *monomanie ambitieuse* le cerveau
n'est pas dans son état normal, c'est déjà une présomption pour penser qu'il est modifié dans la *passion de
l'ambition.*

Mais de temps immémorial les médecins ont reconnu

---

(1) Georget, *Méd. lég. relat. à la folie*, pag. 9.

(2) Observons néanmoins que ces altérations ne sont rien moins que
constantes chez tous les monomanes.

(3) *Ibid.*, pag. 27.

la plus intime liaison entre les passions et l'organisation (1).

Mais le régime hygiénique modifie les passions en modifiant l'organisation (2).

Mais les passions violentes sont souvent accompagnées d'un grand trouble des fonctions principales, par exemple, de la circulation, de l'innervation, de la respiration, etc. (3).

Mais souvent l'autopsie d'hommes atteints d'une passion violente démontre une lésion organique (4).

Les passions ont donc, comme les monomanies, leur siége dans l'organisation, et on le connaît facilement. L'âme, émanation céleste, ne peut vouloir le mal; elle n'éprouve d'autre besoin que celui du bien : au contraire, l'organisation, excitée sans cesse par mille besoins impérieux, tend à les satisfaire. De là, ces combats entre la conscience ou l'âme et les passions ou l'organisation.

Ainsi semble se justifier l'admission dans l'homme de deux génies, l'un mauvais, l'autre bienfaisant, la fiction orientale d'*Oromase* et d'*Arimane*.

------

(1) Bichat, *Recherch. phys. sur la vie*, etc. — Cabanis, *Rapports du phys. et du moral.* — Destutt de Tracy, *Idéologie.* — Esquirol, *Des passions considérées comme causes*, etc., *de l'aliénat. ment.* — Georget, *Phys. du syst. nerv.* — Gall, *Sur les fonct. du cerv.* — Pinel, *Nosogr. philos.*, etc. — Broussais, *De l'irrit. et de la folie.*

(2) Rostan, *Cours élém. d'hygiène.* — Londe, *Gymnast. méd.*, et *Nouv. élém. d'hyg.* — Constant Saucerote, *Conseils de santé*, etc.

(3) Voyez les *Physiologies* de Haller, Magendie, Richerand, Adelon, etc.

(4) *Grand Dict. des sciences méd.* — *Dict. abrégé de méd.*, art. *Passions*, etc.

Une distinction pourrait être élevée cependant relativement à leur siége, entre les passions et les monomanies. On dira sans doute : « Oui, les passions naissent de l'organisation ; mais c'est de l'organisation *saine, physiologique*; les monomanies, au contraire, proviennent d'une organisation *altérée, malade.* »

Mais cette distinction est plus spécieuse que réelle : il ne s'agit pas encore de discuter si l'on punira l'organisation *malade*, il faut préalablement résoudre cette question : l'organisation peut-elle être responsable? Et si l'on décide qu'une organisation *défectueuse*, telle que l'organisation d'un assassin, est punissable, pourquoi une organisation lésée, celle de Léger, par exemple, ne pourrait-elle pas l'être également, sans les restrictions que nous exposerons plus bas?

Que le médecin cesse donc d'adresser aux magistrats des paroles indignes de la philosophie médicale : « Vous condamnez un *malade* en envoyant le monomane à l'échafaud ! » Ils le doivent, si ce *malade* aurait pu n'être pas *criminel.*

L'expérience prouve en effet un rapport proportionnel remarquable entre la propension au crime et la vigueur de l'organisation.

Ainsi, il est évident :

1°. Que les hommes ont une organisation plus forte, plus développée, plus impérieuse que les femmes. L'homme semble né pour les passions fortes, la femme est organisée pour la vertu et les plus doux penchans.

2°. Dans chaque sexe, l'âge où la vie a le plus de vigueur, où les fonctions ont le plus d'énergie, où l'organisation enfin parvenue à son apogée de développement et de force, semble tourmentée du besoin de préluder à l'épuisement de la vieillesse par l'épuisement des passions , cet âge est de seize à trente ans.

3°. De tous les tempéramens, ceux qui soulèvent le plus de besoins impérieux paraissent être les tempéramens nervoso-sanguin et athlétique.

Or, du *compte général de l'administration de la justice criminelle en France*, par M. le garde-des-sceaux, ouvrage éminemment utile et dont le mérite sera de beaucoup augmenté encore par les additions importantes que M. le comte de Portalis a récemment ordonnées, de ce compte il résulte qu'en 1826 :

1°. Sur 4,348 *condamnations* pour crimes, 3,576 ont été encourues par des hommes, 772 seulement par des femmes.

Bien plus, si l'on compare le nombre de femmes *accusées* de crimes contre les personnes, crimes qui supposent plus de perversité et de violence, au nombre total des hommes *accusés* de semblables crimes, la proportion sera plus désavantageuse encore au sexe masculin.

Ainsi, sur 2,043 accusés de crimes contre les personnes, en comprenant dans cette classe les vols sur un chemin public, on compte :

   Hommes. 1771
   Femmes. . . . . . 272 seulement.

1°. Sur 6,988 accusés de tout âge et de tout sexe, on en compte 3,564 , c'est-à-dire plus de la moitié, âgés de seize à trente ans.

Enfin, sur 2,043 accusés de crimes contre les personnes, y compris toujours le vol sur un chemin public, on trouve :

Accusés au-dessus de seize ans et au-dessous de trente
ans. 1,035

2°. *La monomanie se développe le plus souvent chez
des individus déjà âgés et de bonne conduite, sous
l'influence de chagrins et de contradictions fortes et
multipliées :* de là on prétendrait tirer une induction
pour la faire regarder comme une folie; mais remarquons d'abord que certains individus, dès leur plus
tendre enfance, et presque en naissant, ont donné des
preuves de monomanie. Tel fut cet enfant dont parle
Franck (1), qui, à peine âgé de deux ans, cherchait continuellement à détruire les objets qui lui tombaient sous
la main, et proférait des injures contre tout le monde,
sans que les châtimens pussent le corriger. Tel fut le
comte de la Charolais, frère du duc de Bourbon-Condé,
qui, sans intérêt, sans colère, sans vengeance, se plai-
sait, très-jeune encore, à des actes de barbarie envers
les hommes et envers les animaux (2).

Les monomanies se développent donc parfois à l'âge
où les passions commencent seulement à surgir.

Mais combien souvent celles-ci, à l'exemple de la
monomanie, ne se révèlent-elles pas avec un subit et
désastreux éclat, chez des hommes jusqu'alors inof-
fensifs, et même honorables? Je ne remonterai pas bien
haut dans les annales de la justice pour trouver des
exemples : Castaing, Roch, Mignon, etc., témoignent
tristement de cette vérité. Castaing, issu d'une famille

(1) *Praxeos medic.*, tom. 2, pag. 718. — Georget, *Méd. lég. relat. à
l'int.*, pag. 80.
(2) Lacretelle jeune, *Histoire de France*, tom. 2, pag. 59.

honorable, entouré d'une juste considération, revêtu d'un caractère respecté, Castaing, cédant tout-à-coup à la soif des richesses, et pour son crime d'essai, empoisonnant deux amis !

Roch, qui, jusque là fidèle à une laborieuse probité, devient tout-à-coup voleur et assassin !

Enfin Mignon, qui, successivement avoué à Corbeil, juge suppléant près du même tribunal, et juge-de-paix en 1816, a été condamné pour crime de faux le 5 avril 1821.

Je multiplierais trop facilement ces déplorables citations; mais de celles que j'ai faites, il m'est permis de conclure que les *passions*, comme les monomanies, *peuvent naître à toutes les époques de la vie* : et chacun donnera à cette vérité la plus rigoureuse démonstration en interrogeant ses souvenirs sociaux. Combien d'hommes, en effet, ressentent subitement les atteintes d'une passion jusqu'alors inconnue !

Il est constant aussi *que les passions peuvent se développer comme les monomanies, sous l'influence de chagrins ou de contrariétés :*

Ainsi, un homme accablé par le malheur cherchera dans le vin l'oubli de ses peines;

Ainsi, la jalousie pénètre plus facilement dans une âme aigrie par une mauvaise fortune;

Ainsi, l'envie naît surtout du contraste de la prospérité d'autrui, de notre propre infortune;

Ainsi encore, la tentation du jeu s'élèvera plus violente dans l'esprit d'un homme accablé de dettes, etc.

3°. Je dirai enfin que le plus grand nombre des criminels que j'ai vus jusqu'aujourd'hui sont de constitution robuste et de tempérament sanguin et nerveux ou athlétique.

Ces faits me paraissent concluans en faveur des propositions précédentes.

Ainsi, il est facile de répondre à cette question soulevée par M. de Peyronnet, dans son rapport au roi, en 1826 : « Quelles sont les causes qui excitent si puissamment au crime à une époque de la vie où toutes les ressources honnêtes semblent s'offrir d'elles-mêmes à ceux qui veulent en profiter ? »

Ces causes, je les ai indiquées : c'est le développement de l'organisation, la plénitude de la vie et de la santé, la multiplicité et la violence des besoins naturels, et conséquemment des passions.

Les faits que j'ai rapportés peuvent se diviser en quatre classes, selon la violence qu'ils décèlent dans la monomanie :

1°. Désir de répandre le sang plus ou moins violent, mais surmonté après plus ou moins d'efforts, soit à l'aide de sentimens moraux, soit par des sentimens de tendresse, soit par la crainte du châtiment, soit enfin par l'aveu de ce désir atroce et l'impossibilité où l'on se met ainsi d'accomplir de sinistres projets.

Telle est la première période de la *passion du sang :* nous en voyons presque tous les degrés dans les quatre faits qui terminent le tableau historique de la monomanie homicide, exposé plus haut.

2°. Désir de verser le sang auquel on cède, après des combats *probables* plus ou moins soutenus, et avec les circonstances suivantes : 1°. *on a le sentiment de l'acte que l'on commet;* 2°. *on prend les précautions qui peu-*

vent en assurer le succès; 3°. on connaîtra le châtiment encouru; 4°. on cherche à s'y soustraire.

La *monomanie homicide* présente ces caractères chez *Papavoine*, *Léger*, et la *femme du cordonnier* de *Freinwalde*.

3°. Désir de verser le sang, probablement combattu d'abord, puis dominant et accueilli avec ces circonstances : 1°. on sait que l'on commet un crime ; 2°. on prend les précautions qui peuvent en assurer le succès; 3°. on connaît la peine encourue; 4°. *on ne fait aucune tentative pour s'y soustraire.*

Exemples : La femme N... de Kœnisberg. Peut-être aussi la fille Cornier.

4°. Désir de verser le sang, *probablement non combattu*, exécuté 1°. *avec la connaissance du mal commis;* 2°. *sans précautions ni pour arriver à la consommation du crime, ni pour se soustraire à la peine méritée.*

Nous rencontrons ces caractères dans la conduite de *Magne* et du voiturier N.....

Cette marche est-elle celle d'une *maladie* ou d'une *passion?* Interrogeons les faits.

Un homme est insulté plus ou moins gravement : peut-être ne s'emportera-t-il pas et répondra-t-il par le mépris ; peut-être aussi concevra-t-il le désir de la vengeance. Dans ce cas, et selon la violence de sa passion et la dissimulation de son caractère,

Ou il fera du mal à son ennemi dans ses biens ;

Ou il attaquera sa personne.

D'après la première hypothèse, il pourra commettre contre son adversaire :

Un délit rural ou forestier ;

Un vol ;

Une destruction d'objets,

Ou un incendie.

D'après la seconde hypothèse , il l'attaquera par :

Des injures ou des outrages ;

Des diffamations ;

Des menaces ;

Des coups sans circonstance aggravante ;

Des blessures emportant incapacité de travail pendant plus de vingt jours ;

L'empoisonnement ;

L'assassinat ,

Ou le meurtre.

Ainsi , varie une passion dans sa violence : l'échelle des crimes peut lui servir de mesure.

En comparant donc la marche de la *monomanie homicide* et celle d'une passion , nous voyons :

Que dans l'une et l'autre , à un degré peu élevé encore , la *volonté libre* ou la raison peut résister avec plus ou moins d'efforts ;

Que dans l'une et l'autre , la raison peut être surmontée par le penchant au crime , avec ces circonstances : 1°. on hasardera bien d'être atteint par la rigueur des lois , mais on fera tout pour échapper à leur vigilance ; 2°. on préméditera le crime , afin d'assurer davantage son exécution. Ex. : l'assassinat , l'empoisonnement.

Que , dans l'une et l'autre , tout en conservant assez de raison pour prendre les précautions nécessaires à la consommation du crime , on peut négliger de se soustraire au châtiment mérité et méconnaître conséquemment l'instinct de conservation. Ex. : les mêmes.

Que dans l'une et l'autre , enfin , l'entraînement au crime peut être tel , qu'il exclue et la préméditation , et le calcul de l'exécution, et le soin de la propre sûreté du criminel. Ex. : le meurtre, etc.

Ainsi, la marche de la monomanie homicide et celle d'une passion sont identiques : la seule volonté ferme, inébranlable, de ne point céder au désir du crime, suffit d'abord pour s'y soustraire.

Mais si la résistance faiblit ; si, au lieu de l'étouffer, le monomane caresse dans son cœur l'horrible penchant, il grandit, s'accroît en raison de la faiblesse de la lutte, domine enfin l'intelligence, la raison, la volonté. Alors *le crime est commandé irrésistiblement.*

Mais n'en est-il pas ainsi dans toutes les passions ? Le combat est facile d'abord ; il le devient moins chaque jour, à chaque concession de la conscience. Enfin arrive ce moment terrible où la raison essaie en vain des conseils impuissans; la volonté n'est plus libre, ou pour mieux dire, il n'existe plus dans l'homme que la volonté des passions. *Alors aussi le crime est commandé irrésistiblement!*

Ainsi, quand on prétend d'un monomane homicide, *qu'il a commis un assassinat sans pouvoir s'en défendre,* on ne dit rien qui, dans le même sens, ne soit applicable à l'homme passionné.

Quelle preuve, en effet, a-t-on que le monomane *n'a pu* résister au désir du sang ? *c'est qu'il l'a versé.* Quelle preuve avons-nous aussi qu'un homme n'a pu résister à la passion qui lui commandait un crime ? *c'est qu'il l'a commis.*

Et si l'on nous dit encore d'un monomane homicide : « Voyez-vous ce malheureux tourmenté par un désir maladif : il le domine encore en déployant la plus énergique résistance ; mais supposez un peu plus d'intensité dans la maladie , il commettra un crime. »

Je répondrai par vingt exemples et par le même argument : Voyez-vous , dirai-je , cet homme colère qui se maîtrise assez pour ne pas être meurtrier ; voyez-vous cet homme tourmenté de désirs vénériens et luttant contre l'idée du viol ; voyez-vous cet homme ruiné qui hésite à rétablir sa fortune par un faux..... ils combattent , peut-être seront-ils vainqueurs ; mais supposez ou plus de violence dans la passion ou moins d'énergie dans la résistance , et le crime sera consommé.

4°. *Mais*, dira-t-on, *ce qui distingue essentiellement le crime conseillé par les passions , du crime commandé par la monomanie homicide , c'est que le premier a pour cause un intérêt quelconque ; le deuxième en est tout-à-fait dépourvu.*

Cette proposition est éminemment inexacte pour quiconque , l'esprit libre de systèmes médicaux , l'examinera d'un œil philosophique.

Je conviens bien qu'il n'y a pas , dans le meurtre que commet le monomane homicide , un intérêt pécuniaire matériel, comme dans le vol, dans le faux, etc. Mais , envisager la question sous un point de vue aussi étroit, serait une grave erreur : erreur éminemment réprouvée par l'observation et par la morale publique.

Par l'observation : car elle prouve qu'un intérêt matériel , majeur , évident pour tous , ne dirige pas toujours les actions humaines ; que chaque passion peut porter au crime par un intérêt différent ; enfin , que quelquefois un épouvantable forfait a pour cause l'intérêt en apparence le plus léger.

Par la morale publique : parce qu'elle exige que la punition soit proportionnelle à l'atrocité même du crime. Or, il est évident que plus l'intérêt est faible, plus la perversité du criminel est grande (1); et le système que je combats tendrait à proclamer le contraire : « Plus un crime est inoui, a dit Georget, d'après je ne sais quel juriste, moins il faut en chercher la cause dans les mobiles ordinaires des actions humaines. (2) »

D'après ce principe, comment qualifier les faits suivans ? sera-ce de *crimes* ou de *monomanies ?*

« Il y a quelques mois, la femme D... comparaissait devant la Cour d'assises de la Seine-Inférieure, sous l'accusation de tentative d'assassinat sur la personne de son fils, âgé de sept ans, tentative qui n'a manqué son effet que par des circonstances indépendantes de sa volonté. Voici le sommaire de cette déplorable cause, telle qu'elle résulte de l'acte d'accusation.

« Le 5 février, entre sept à huit heures du matin, la femme D... fit lever son fils et l'envoya travailler chez un sieur M..., fileur. Au lieu de s'y rendre, il passa la journée à jouer avec des enfans de son âge. Le soir, sa mère l'ayant trouvé sur la place St. Sévère, elle le prit par la main, et sans lui rien dire, l'amena le long du bord de la Seine, à pas précipités, vers la petite chaussée de Quevilly, jusque vis-à-vis la maison d'un sieur Alexandre. Ce fut à-peu-près dans cet endroit que, le saisissant par le bras gauche, elle le précipita dans la

---

(1) *Examen méd. des procès de Léger, Feltdmann*, etc., pag. 15.

(2) Plus, si on veut, l'organisation est vicieuse; cette manière de voir m'est indifférente, dès-lors qu'on admet la responsabilité de *l'organisation* pour les actes inspirés par les passions.

rivière. Il parvint d'abord à se relever, et s'attachant aux vêtemens de sa mère, il essaya une trop faible résistance ; mais celle-ci le prit par la tête et le repoussa dans l'eau en employant toute sa force ; alors il a dérivé en buvant de l'eau, jusqu'au moment où quelques personnes attirées par ses cris l'ont repêché.

« Arrêtée sur-le-champ, la femme D..., dans la persuasion que son fils n'avait pas échappé à la mort, malgré les preuves qui l'accablaient, nia d'abord obstinément son crime. Elle chercha à établir un *alibi*. Mais enfin, convaincue de l'existence de son enfant, elle cessa de déguiser une vérité trop évidente : elle avoua toutes les circonstances de son affreux attentat : seulement, elle ne se rappelle pas si son enfant s'est d'abord relevé et si elle l'a repoussé ; mais elle sait qu'une fois du moins elle l'a jeté dans l'eau. D'ailleurs, les témoins qui ont vu la femme D... immédiatement après la consommation du crime, déposent de sa tranquillité et de sa présence d'esprit.

« Ainsi, dit l'acte d'accusation, le fait matériel du crime est avoué. Une femme, une mère a tenté froidement, en l'absence de toute circonstance qui pût actuellement exciter sa colère ou égarer sa raison, de noyer son enfant qui n'a pas encore atteint sa septième année ! le crime a été exécuté, consommé autant qu'il était en elle ! et si l'enfant n'a pas péri, c'est à la providence seule qu'il faut rendre grâces ! » (1)

----

(1) *Courrier des tribunaux*, 25 mai 1828. — A l'occasion de ce fait, je remarquerai que ce penchant à la cruauté est surtout commun chez les individus adonnés à la débauche et aux plaisirs vénériens. J'en donne pour preuve les Orientaux, la plupart des empereurs romains,

Si ce crime était absolument dénué d'intérêt, on l'attribuerait à la commode *monomanie* : mais il en avait un, le voici. La femme D..., déjà condamnée à un an d'emprisonnement pour vol, veuve depuis environ un mois, venait à peine d'enterrer son mari qu'elle avait formé une liaison criminelle avec un homme marié; elle s'était fait renvoyer, par le scandale de sa conduite, du logement qu'elle habitait avec lui : dans sa nouvelle demeure, le complice de son inconduite venait souvent coucher avec elle; elle le recevait dans le lit où elle plaçait aussi son enfant. Tous deux désiraient se débarrasser d'un témoin qui d'ailleurs leur était à charge : l'homme voulait qu'on le mît à l'hôpital; la mère préféra lui donner la mort.

« Charles Bernard, retiré du service militaire, demeurait avec son père et sa mère; il était connu dans le voisinage pour se livrer aux excès les plus honteux envers les auteurs de ses jours, et l'effroi que ses emportemens inspiraient était tel, que les voisins eux-mêmes s'attendaient à devenir à chaque instant les victimes de sa brutalité ou des menaces d'incendie qu'il leur annonçait.

« En 1827, un jour cet homme rencontra sa mère qui allait chercher du lait; il lui demanda de l'argent; sa mère le lui refusa : alors Bernard lui porta un violent soufflet, et lui montrant un couteau, menaça de l'en frapper; mais les cris de sa mère l'ayant effrayé, il tourna l'arme contre lui-même et se blessa légèrement.

---

renommés par leur cruauté, tels que Néron, Caracalla, Tibère, enfin Cléopâtre, et le *sage* Salomon lui-même, etc.

» Depuis long-temps la femme Bernard était atteinte d'une maladie grave ; elle mourut deux mois après, et ceux qui avaient été témoins des violences exercées contre elle par son fils, demeurèrent convaincus que le saisissement qu'elle avait éprouvé avait pu hâter la fin de son existence. Toutefois, l'instruction n'a pas constaté cette grave circonstance.

» Le père de Bernard, pour se soustraire aux violences de son fils, fut forcé de déserter son domicile et d'aller se réfugier chez son fils aîné. Avant cette époque, et dans la nuit du 19 au 20 août 1827, Charles Bernard étant rentré sur les onze heures du soir dans la chambre où son père était couché, se jeta sur lui, lui porta des coups sur la tête et sur le corps, et, non content de ces excès, le lendemain il s'arma d'un couteau, s'approcha de son père, l'en menaça en lui disant : « Si tu bouges, tu es mort! » Le père effrayé ne put prononcer que ce cri de douleur : « Mon enfant, que t'ai-je fait? »

» Bernard a été condamné à six ans de réclusion. Aussitôt se tournant vers la Cour, il s'est écrié : « Bien obligé, d'un honnête homme vous faites un coquin. (1) »

Les motifs qui portaient Bernard à un crime atroce, mille fois multiplié, sont, comme on le voit, tellement légers que l'on pourrait presque douter qu'il en existât réellement, bien que l'instruction ait signalé les causes occasionelles de ses emportemens.

La cour d'assises de Lancastre (Angleterre) a condamné, le 20 mars 1828, à la peine du parricide, la fille Jeanne Scott, âgée de vingt-un ans, coupable d'avoir

_____

(1) *Courrier des tribunaux*, 25 mai 1828.

successivement empoisonné : 1°. l'enfant de sa sœur, âgé de trois ans; 2°. son propre fils, de l'âge de quatre ans; 3°. son père et sa mère.

Tous ces crimes sont épouvantables ; les détails de l'assassinat de son propre enfant m'ont fait frissonner d'horreur : voici la relation du crime textuellement extraite du *Courrier des Tribunaux*.

« Un jour, au moment du thé, Tomy (nom de l'enfant) s'étant mis à crier , Jeanne le prit sur ses genoux , l'embrassa pour le faire taire , et , ayant mêlé aussitôt de l'arsenic et de l'eau dans une tasse , elle lui en fit boire; puis elle le replaça sur sa chaise et s'assit en face de lui, le regard attaché sur cette pauvre créature, jusqu'à ce qu'elle vît comme un nuage (ce sont ses propres expressions) se répandre sur les yeux de Tomy : il expira quelques instans après. (1) »

Maintenant, recherchons *quels motifs, quel intérêt puissans* ont enfanté ces quatre forfaits d'une jeune fille : assassiner un père , une mère , un neveu , un fils : s'abreuver des souffrances de ce dernier , respirer en quelque sorte le parfum de son dernier soupir ! peut-il exister un intérêt en harmonie avec de tels actes ? je ne pourrais le concevoir. Eh bien ! voici les causes qui ont déterminé Jeanne Scott :

En tuant l'enfant de sa sœur , elle se vengeait de celle-ci avec laquelle elle avait eu une querelle tellement légère, que trois jours après il n'en était plus question.

Par la mort de ses père et mère elle voulait éviter des remontrances qui la fatiguaient.

---

(1) *Courrier des tribunaux*, 13 avril 1828.

7.

Enfin, elle tua son fils pour soustraire une preuve d'inconduite qui peut-être l'eût empêchée d'épouser un jeune homme qui la recherchait en mariage.

D'après le principe émis plus haut, on verrait sans doute dans ces crimes l'entraînement des passions.

Pour moi, je ne puis que protester contre un système qui rapproche d'autant plus le crime de l'innocence qu'il est plus horrible et plus inconcevable.

Dans les faits précédens, *l'intérêt* qui porte au crime, ou le *motif* du crime existe, bien que très-léger : ce que je dois en conclure, et cette conséquence est favorable à mon système, c'est que les crimes peuvent avoir un intérêt plus ou moins matériel, plus ou moins appréciable.

Que devons-nous entendre en effet par l'intérêt d'une action, d'un crime? Analysons les faits, la conséquence surgira soudain.

Un avare, un dissipateur, un voleur assassinent un individu : la passion qui les domine est le *désir de l'argent;* le *motif* du crime est la *satisfaction de ce désir.*

L'ambitieux qui emploie le poison ou le poignard contre l'homme dont il convoite les honneurs est dévoré du désir de s'élever : la satisfaction de ce désir est le motif du crime.

Il en est de même de la *vengeance*, de la *jalousie*, de la *colère*, de *toutes les passions;* toutes ont leurs vœux spéciaux : et l'intérêt n'est autre chose que le vœu de celle qui domine.

Aussi varie-t-il autant que les passions elles-mêmes : chaque individu nous donne la preuve de cette proposition.

Bien plus, l'intérêt qui porte au crime sera d'autant

plus *léger* et d'autant plus *irrésistible* à-la-fois, que la
passion dont il naît aura plus d'ancienneté et de violence.

Ainsi on conçoit facilement que tel homme qui ne
commettrait pas un meurtre ¡pour vingt ou cinquante
francs, le consommerait au contraire par l'attrait de -
cent ou deux cent mille francs.

Maintenant, appliquons ce raisonnement à la *monomanie homicide :* tout le monde convient qu'elle consiste
dans le désir de verser le sang humain. Or, par cela
même qu'il existe un *désir*, il y a *intérêt à le satisfaire.*

Quelle différence philosophique fera-t-on en effet
entre le désir de se venger ou de s'élever, et le désir de
verser du sang? aucune. Quelle différence prétendrait-on
dès-lors établir entre l'intérêt du crime commis par
vengeance, par ambition ou par férocité?....

Ainsi, dire que la *monomanie homicide* n'est point
une *passion*, parce qu'elle est dépourvue *d'intérêt*, c'est
faire une pétition de principes : si elle est une *passion*,
et je crois l'avoir prouvé, elle a un intérêt.

Je ne puis donc regarder la monomanie homicide
comme une espèce d'aliénation mentale dans le sens de
la loi. (Art. 64, C. P.')

Au contraire, philosophiquement parlant, c'est une
folie partielle, lorsqu'elle porte au crime; mais aussi,
dans le même cas, toutes les passions sont des folies à
mes yeux, car la raison ne saurait conseiller le crime.

Il est impossible, en effet, de séparer la monomanie
homicide des passions : la *définition*, le *siége*, le *développement*, la *marche*, l'*intérêt*, tout est analogue.

Au contraire, veut-on la rapprocher de l'aliénation

mentale, dans le sens médico-légal de ce mot, les raisonnemens deviennent inexacts, les comparaisons forcées.

Mais ici s'élève une autre question : question tellement essentielle, qu'en la résolvant par l'affirmative, il semblerait impossible de condamner un *monomane homicide* aux peines prononcées par la loi.

Le monomane homicide est-il irrésistiblement entraîné au crime, dominé par sa passion, dépourvu de volonté libre ?

Comme ce problème a été soulevé par plusieurs médecins, relativement à toutes les passions violentes, je vais l'examiner dans sa généralité, appliquant dès à présent les mêmes raisonnemens et à la monomanie homicide et aux passions.

Divisons la question, il sera plus facile de la résoudre.

Le monomane homicide, ou l'homme en proie à une violente passion, est-il irrésistiblement entraîné ? Oui, puisqu'il succombe ; la preuve est évidente.

Mais s'il n'est plus en son pouvoir de combattre la passion quand elle a grandi, il avait la faculté de l'étouffer dès sa naissance : s'il ne l'a pas fait, il est coupable.

Ce principe, sans aucun doute, s'applique à l'homme passionné. Peut-être essayerait-on d'en combattre l'extension à la monomanie homicide : quelques réflexions prouveront qu'on le tenterait en vain. Il est en effet possible d'abord de résister au désir de verser le sang ; les quatre derniers exemples que j'ai cités prouvent que des combats plus ou moins opiniâtres peuvent être

suivis de la victoire. On trouvera dans les ouvrages de
MM. Marc et Brierre d'autres faits analogues (1).

*Dans la monomanie homicide et dans les passions
violentes la volonté est-elle libre ?*

Je l'avoue, je ne comprends pas bien cette seconde
partie de la question.

D'abord que signifient ces mots, *la volonté?* Chez un
homme passionné , et j'en appelle au sentiment intime
de chacun de mes lecteurs , n'existe-t-il pas deux *volontés*, l'une *négative*, l'autre *impulsive* ? De ces volontés
l'une est l'expression de la raison, l'autre le vœu de la
passion.

Or, à mesure que cette dernière grandit, sa volonté
est plus impérieuse ; c'est ainsi qu'elle parvient à dominer
la volonté de la raison : il y a un combat, une lutte ,
d'où l'une ou l'autre sortira victorieuse. Si la raison
triomphe, la volonté de la passion est *étouffée, dominée ;*
au contraire, si l'homme cède à la passion , c'est la
volonté de la raison qui est *maîtrisée.*

Ainsi, en admettant que la liberté morale soit ici la
volonté de la raison, je conviens qu'elle est dominée,
qu'elle n'est pas *libre*, lorsque la passion est assez violente pour conduire au crime.

Mais que conclure de là ?

Que la raison répugne au crime; qu'elle en combat

---

(1) Sans doute on n'objectera pas que plusieurs ont eu recours à des
traitemens médicaux , car d'abord il faudrait prouver que ces traitemens étaient nécessaires ; il resterait en outre évident, 1°. que les traitemens médicaux ont été mis souvent en usage contre les passions ;
2°. que des monomanes homicides se sont guéris à l'aide de la seule
force morale.

l'idée avec plus ou moins d'énergie ; qu'elle ne consen-
tirait pas à ce qu'il soit commis si elle avait plus d'empire,
ou si l'on veut, plus de développement : personne a-t-il
jamais soutenu le contraire ?

Mais de là même il résulte que la raison est dominée
dans tous les crimes, que dans tous *la liberté morale*
ou la *volonté libre* n'existe plus. Cette conséquence
n'est probablement pas celle que cherchaient nos adver-
saires : cependant elle est rigoureuse.

Que l'on cesse donc ces distinctions entre la volonté
libre et celle qui ne l'est point : hors le cas d'aliénation
mentale, *où il n'y a* aucune *volonté de commettre l'acte
que l'on exécute*, la justice doit frapper sur ceux qui
ont eu une volonté criminelle; et la *volonté* d'une passion nuisible a toujours ce caractère. (1)

En vain prétendrait-on argumenter, comme l'a fait
Georget, des dispositions de l'art. 324 et de l'art. 325,
C. P., pour soutenir que les jurés doivent avoir égard à
l'entraînement irrésistible des passions violentes, et
que la rigueur de la loi elle-même a fléchi devant ce
délire momentané.

Ces articles sont ainsi conçus :

Art. 324, deuxième alinéa. « Néanmoins, dans le cas

_____

(1) Je pense même que, malgré la disposition trop générale de
l'art. 64, *Code pénal*, il faut distinguer si l'homme en démence a commis un crime en harmonie avec le mode de perversion de ses idées ou
de ses penchans. Ainsi, je crois que les Cours d'assises pourraient condamner aux peines de la loi l'homme qui, atteint, par exemple, d'une
folie ambitieuse, aurait tué un individu par vengeance ou par cupidité,
tandis qu'elles devraient l'absoudre si le meurtre, *désintéressé d'ailleurs,*
avait eu pour cause une préoccupation imaginaire et en rapport avec
les idées du meurtrier.

d'adultère, prévu par l'art. 336, le meurtre commis par l'époux sur son épouse, ainsi que sur le complice, à l'instant où il les surprend en flagrant délit dans la maison conjugale, est excusable. »

Art. 325. « Le crime de castration, s'il a été immédiatement provoqué par un outrage violent à la pudeur, sera considéré comme meurtre ou blessures excusables. »

Qu'on y prenne garde, ce n'est point seulement parce que le mouvement qui porte au crime est ici irrésistible que la loi use d'une indulgence nécessaire, c'est plus encore parce qu'il est légitime. Dans le cas de l'art. 324, la loi qui autorise (art. 329) l'homicide d'un voleur escaladant de nuit une maison habitée, ne pouvait refuser toute indulgence au mari meurtrier d'adultères saisis dans le domicile conjugal. Quant à l'art. 325, il n'est qu'un corollaire de l'art. 328, qui porte : « Il n'y a ni crime, ni délit, lorsque l'homicide, les blessures et les coups étaient commandés par la nécessité actuelle de la légitime défense de soi-même ou d'autrui. »

Seulement, dans les cas prévus par les art. 324 et 325, la nécessité des crimes étant moins impérieuse que dans les circonstances des art. 328 et 329, la loi a dû prononcer une légère répression.

Ce raisonnement est tellement exact, que l'art. 322 porte : « Le meurtre, ainsi que les blessures et les coups, sont également *excusables*, s'ils ont été commis en repoussant *pendant le jour* l'escalade ou l'effraction des clôtures, murs ou entrées d'une maison ou d'un appartement habité ou de leurs dépendances. — Si le fait est arrivé pendant la nuit, ce cas est réglé par l'art. 329. »

Or, l'art. 329 déclare que le meurtre et les blessures

commis dans les mêmes circonstances, *mais pendant la nuit*, ne constituent ni crime, ni délit.

Ainsi, au cas de l'art. 329, le meurtrier n'encourt aucune peine ; dans celui de l'art. 322, il est passible d'une peine correctionnelle (art. 326). La raison en est évidente : la nécessité du meurtre n'est pas alors aussi imminente ; le meurtre est donc moins légitime.

Au contraire, la loi n'excuse pas l'entraînement, la violence des passions ; elle ne *s'élève pas*, selon l'expression de Georget (1), plus *que la plupart des jurés*, à la distinction de la *volonté libre* et de la *volonté dominée*, puisqu'elle n'a égard ni au délire de la colère, ni à celui de l'ivresse.

Je sais bien que l'on attaque ces dispositions de la loi (2) ; je sais que plusieurs médecins, Georget surtout, voudraient qu'elle usât d'indulgence envers les individus en proie à *l'ivresse, aux passions violentes, aux besoins impérieux, à l'ignorance, aux préjugés, à la faiblesse d'esprit, aux monomanies, à plusieurs affections nerveuses, à des désirs insolites par suite de grossesse*, etc. Bien qu'à mon avis plusieurs de ces vœux soient légitimes, après avoir parcouru ce long arsenal d'excuses, je me suis demandé quel crime ne serait pas excusable ? J'ai ouvert le Code Pénal, j'ai parcouru les registres de la justice criminelle ; je n'en ai trouvé aucun.

Mais il ne s'agit pas ici de discuter ce que la loi *devrait vouloir*, il faut déterminer ce *qu'elle veut*. Or, je le

(1) *Méd. lég. relat. à l'intellig.*, pag. 99.
(2) Georget, *ibid.*

répète, il y a erreur à prétendre qu'elle ait consacré l'excuse de la *volonté dominée*.

Ainsi, pour résumer cette discussion, la *monomanie homicide* est une passion comme la jalousie, comme l'envie, comme la vengeance; de même que toutes les passions, elle peut parvenir, par de coupables concessions, à maîtriser la *raison* ou *la volonté libre* : mais la loi n'a aucun égard à cette circonstance dans la répression des crimes ; il lui suffit qu'il y ait eu volonté d'homme passionné, volonté d'homme qui aurait pu combattre un penchant vicieux et qui ne l'a pas fait.

A ce qui précède je n'ajouterai plus qu'un argument contre le système de la monomanie homicide ; peut-être ne paraîtra-t-il pas bien décisif à ceux qui, dominés par une sensibilité louable sans doute, mais cependant mal entendue, inclinent toujours à sacrifier les intérêts de la société à la sécurité des criminels. Je l'avoue cependant, il a fait impression sur mon esprit ; déjà MM. Boisseau et Coste (1) l'ont opposé à Georget : je le reproduis ici parce qu'il est encore sans réponse. Je ne saurais d'ailleurs mieux exprimer ma pensée, qu'en transcrivant les paroles d'un estimable écrivain, M. le docteur Jolly :

« La monomanie homicide, cette espèce d'aliénation mentale qui, laissant dans l'état de calme toute liberté morale à celui qui en est atteint, ne se manifeste guère que par les actes criminels eux-mêmes, est une excuse trop facile, trop à la portée des scélérats adroits, pour qu'on l'admette sans des preuves bien évidentes. (2) »

(1) *Dictionnaire* en 15 vol., et *Journal univ. des sciences médicales.*
(2) *Nouv. Bibl. méd.*, novembre 1826, p. 277.

Il est certain, en effet, qu'il serait toujours très-facile de feindre la monomanie homicide : il ne faudrait qu'être d'un caractère emporté, dire dans l'instruction pour l'unique réponse à de trop pressantes interprétations : « Que voulez-vous ? ce n'est pas moi qui ai commis ce meurtre, c'est mon malin esprit ; je suis bien fâché d'avoir assassiné, mais j'y étais poussé malgré moi, etc. ; » enfin simuler en prison quelques actes de fureur ou de démence, et l'on trouverait des médecins pour certifier l'aliénation mentale partielle, des avocats pour crier *à l'assassinat juridique*, peut-être même des jurés faciles à abuser par ce triste échafaudage de folie, élevé par le crime impudent et astucieux sur l'erreur des systèmes médicaux et l'irréflexion d'une fausse philanthropie.

En admettant même que l'on ne parvînt pas à démontrer la monomanie, on éleverait des doutes ; l'éloquence leur donnerait une apparence de réalité, un corps, et la lutte serait terminée avec succès pour la défense à l'aide de cette maxime : « Dans le doute abstiens-toi. »

Que résulterait-il de là ? que les crimes atroces échapperaient à la vindicte des lois, inexorables pour les coupables ordinaires ; que bientôt nous *monomaniserions* toutes les passions, comme les anciens les ont divinisées. Voilà ce que les magistrats devraient craindre d'un système en apparence philanthropique et réellement contraire à la saine humanité dans ses conséquences ; voilà ce qui me porterait encore à le combattre quand même je ne serais pas intimement et consciencieusement convaincu de sa fausseté.

Ainsi, en résumé,

Le système de la monomanie homicide est mal fondé en fait, puisqu'il confond sous la dénomination nosographique de monomanie des actes de folie et des passions.

Mal fondé en droit, puisque la loi n'établit pas de distinction entre la volonté libre et celle qui est maîtrisée.

Contradictoire dans ses motifs, puisque, d'un côté, il admet que le monomane est violemment entraîné au crime, et que, d'autre part, il repousse la répression pénale qui peut l'en éloigner.

Désastreux dans ses conséquences, puisqu'il tend à multiplier les crimes en favorisant l'impunité et la sécurité des criminels.

LETTRE AU RÉDACTEUR

DE LA

NOUVELLE BIBLIOTHÈQUE MÉDICALE,

Sur la responsabilité des médecins dans l'exercice de leurs fonctions.

Monsieur le Rédacteur,

Il y a quelque temps, la *Gazette des Tribunaux* a rapporté un arrêt de la cour royale de Montpellier, duquel il résulterait que l'article 319 du Code pénal est applicable aux médecins et aux chirurgiens dans l'exercice de leur art. Loin de moi de prétendre attaquer l'autorité de la chose jugée : nul ne professe un plus profond respect pour les décisions de la justice, parce que nul n'a plus de confiance dans l'impartialité éclairée des magistrats.

Mais, sans entrer dans aucune considération particulière sur le procès jugé à Montpellier, j'oserai vous présenter quelques observations sur la jurisprudence admise par la cour de Montpellier, et sur les conséquences qu'elle peut avoir.

J'examinerai donc brièvement, 1°. si la nature des fonctions du médecin comporte la responsabilité des actes qu'il fait de bonne foi ; 2°. si cette responsabilité ressort de la loi du 19 ventôse an XI ; 3°. si elle est renfermée dans les termes de l'article 319 du Code pénal ; 4°. si elle est conforme à la dignité et aux progrès de la médecine, à l'intérêt des malades et à la morale publique; 5°. s'il existe en médecine des règles auxquelles les médecins doivent être assujettis.

Premièrement. Quand un médecin est appelé près d'un malade, il s'engage à lui prodiguer ses soins, mais non à le sauver ; à étudier la maladie, mais non à la connaître ; à la combattre, mais non à la vaincre.

Il y aurait présomption de la part du médecin à promettre au-delà : on ne saurait sans injustice exiger de lui davantage. Le médecin, en effet, doit porter un jugement toujours environné de mille causes d'erreurs : les difficultés du diagnostic, les écarts d'une nature capricieuse, les variétés d'âge, de sexe, de tempérament, de constitution, d'habitudes, d'intensité de la maladie, l'indocilité, l'incurie du malade et de ceux qui l'entourent, la multiplicité et la divergence des systèmes thérapeutiques; les événemens de force majeure, circonstances imprévues, telles que l'infidélité des remèdes, les complications, etc.; voilà les obstacles que rencontre le médecin. Il faut cependant qu'il prononce, qu'il agisse.... Serait-il donc juste d'exiger qu'il répondît d'erreurs, souvent inévitables, d'événemens qu'il n'a pu ni prévoir ni empêcher, de fautes qu'il ignore ou dont il gémit? Il ne faut en accuser que la *science*, la *loi*, ou le *malade lui-même;*

La *science*, si elle manque aux efforts d'un médecin instruit et intelligent;

La *loi*, si elle admet à exercer la profession de médecins des hommes bornés ou ignorans;

Le *malade*, s'il s'est confié à un homme inhabile.

Mais le médecin doit être inattaquable, lorsqu'il a

rempli ses fonctions *légalement*, avec *probité* et *bonne foi.*

Deuxièmement. La loi du 19 ventôse an XI a consacré ce principe. Elle soumet, titres II et III, les docteurs et les officiers de santé à des études et à des examens qui constatent leur capacité : elle fixe, titre IV, les formalités qu'ils doivent remplir pour avoir le droit d'exercer leur art. Enfin, titre VI, elle prononce des peines contre l'exercice illégal de la médecine.

Mais elle n'entend astreindre les médecins légalement reçus à aucune responsabilité de leurs actes. La preuve en est dans l'article 29, titre IV. Il prononce des dommages-intérêts contre l'*officier de santé* qui aura pratiqué, *hors de la surveillance et de l'inspection d'un docteur, et dans les lieux seulement où celui-ci sera établi,* une *grande opération chirurgicale* dont il serait résulté de graves accidens.

De là il suit, 1°. que la loi qui régit spécialement l'exercice de la médecine, n'astreint les médecins qu'à la seule obligation de remplir les formalités prescrites; 2°. qu'elle ne prononce une peine *civile* que *contre les officiers de santé* et dans un *seul cas particulier*; 3°. que conséquemment elle affranchit ainsi de toute responsabilité, même *civile*, les officiers de santé assistés d'un docteur, et, *à fortiori*, les docteurs eux-mêmes, dans tous cas autres que celui prévu.

Troisièmement. Il s'agit donc de savoir si l'art. 319, Code pénal, modifie la loi du 19 ventôse an XI.

Or, il est manifeste :

1°. Que l'art. 319 n'a pas été écrit en vue d'opérer cette modification.

2°. Que si le législateur avait voulu l'étendre à l'exer-

S

cice de la médecine et de la chirurgie, il l'aurait dit spécialement, comme dans le dernier paragraphe de l'article 317.

3°. Que si les médecins, hors le cas prévu par la loi du 19 ventose, art. 29, ne sont pas soumis à une responsabilité civile, à plus forte raison ne peuvent-ils être poursuivis correctionnellement; et l'art. 29 de la loi précitée n'est pas abrogé sous le rapport des dommages-intérêts.

4°. Que si, en vertu de l'art. 319, Code pénal, on prononce une peine correctionnelle contre le médecin, on devrait aussi, d'après les art. 1382 et 1383, Code civil, le condamner à des dommages-intérêts, ce qui serait absurde et incompatible avec la sécurité de la profession médicale.

5°. Les termes de l'art. 320 écrit sous la même rubrique que l'art. 319 excluent toute idée que le législateur ait entendu appliquer cet article à l'exercice de la médecine. L'art. 320 porte en effet : « *s'il n'est résulté du défaut d'adresse où de précaution que des blessures ou des coups, etc.* » : or le médecin ne peut être cause ni de *blessures*, ni de *coups*, mais bien de *maladies* plus ou moins graves; puisque l'art. 320 ne parle pas des *maladies* que produirait la maladresse ou l'inattention du médecin; que les expressions *coups* et *blessures* ne pouvant s'entendre des actes de celui-ci, il est évident que l'art. 320, et conséquemment l'art. 319 dont il est le corollaire et l'explication, ne sont pas applicables aux médecins.

6°. L'art. 319 n'abroge pas plus l'art. 29 de la loi du 19 ventose qu'il n'abroge l'art. 34 de la loi du 21 germinal an XI, sur l'exercice de la pharmacie : car si le médecin *peut commettre involontairement* un homicide par *ignorance* et *inattention*, le pharmacien *peut en être la cause par* inobservation *des règlemens,* en vendant des substances vénéneuses, sans remplir les formalités des art. 34 et 35 de la loi précitée : or, les dispositions pénales de cette loi sont encore en vigueur, malgré l'art. 319 du Code pénal.

7°. Enfin, on ne peut pas plus se prévaloir, contre le médecin, de la généralité des termes de l'art. 319, Code pénal, que l'on n'est autorisé, en vertu des art. 1382 et 1383, Cod. civil, à demander des dommages-intérêts contre les magistrats dont l'impéritie, la négligence ou l'erreur auraient privé un citoyen de la liberté, de l'honneur ou de la vie, comme coupable d'un crime dont il serait ensuite reconnu innocent.

Je dirai plus : le jugement du médecin commande plus de respect, par cela même qu'il est environné de plus de difficultés ; car le magistrat applique des principes fixes à des faits susceptibles de démonstration : le médecin, au contraire, n'a d'autre loi que sa raison, d'autre guide que son jugement, d'autres faits que ceux devinés par son intelligence.

Quatrièmement. Qu'on ne dise pas en effet qu'un médecin doit agir d'après les principes de son art (1). Il

(1) Le sieur Garrigues, dont la *Gazette des Tribunaux* rapporte le procès, avait agi contre les préceptes de l'art moderne des accouchemens : mais l'erreur qu'il a commise a été professée par d'anciens chirurgiens, notamment par le célèbre Ambroise Paré. Le sieur Garrigues n'a donc pas innové ; s'il est coupable d'ignorance ou de routine, est-ce sa faute, ou celle de l'autorité qui lui a permis l'exercice de la médecine ?

en est peu d'incontestés : il en est moins encore dont un médecin habile ne se soit affranchi avec succès. La science médicale n'a de constant que les observations et les faits ; les principes et les conséquences varient selon chaque intelligence. Quand donc le médecin aura-t-il encouru la censure des lois ? Quand devra être proclamée son innocence? L'Académie de Médecine elle-même n'oserait aborder ces questions; le magistrat les résoudra-t-il avec confiance ?

Cinquièmement. J'ai discuté la justice et la légalité de la jurisprudence de Montpellier ; j'arrive aux conséquences : je les exposerai sans commentaires. Cette jurisprudence est contraire *à la dignité de la médecine ;* car elle ouvre aux rivalités d'ambition et d'amour-propre, malheureusement si communes parmi les disciples d'Hippocrate, une vaste carrière de calomnies, d'intrigues et de persécutions : elle livre l'homme instruit, le praticien laborieux, le chirurgien habile, aux basses attaques d'une médiocrité envieuse ; elle prépare à l'ingratitude et à l'avarice des armes contre un bienfait ; enfin, elle expose le médecin à avoir pour juges de ses pensées, de ses doctrines, de sa conviction, des rivaux peu disposés à la justice, ou des magistrats peu capables de les apprécier.

Elle est contraire *aux progrès de la science ;* car si le médecin est passible de poursuites judiciaires, lorsqu'il sera sorti de l'ornière de la routine, lorsqu'il aura suivi moins les systèmes accrédités que ses propres inspirations, la science s'arrêtera devant les barrières élevées par la loi : le scalpel deviendra routinier dans les mains des Dupuytren, des Boyer, des Richerand, des

Roux, des Lisfranc, des Cruveilhier, etc.; et pour les Broussais, les Magendie, les Orfila, les Récamier, les Désormeaux, etc., le Codex recouvrera son immuabilité. Elle est contraire à l'intérêt des malades; car elle circonscrit les ressources de l'art; elle condamne les prescriptions inusitées, les opérations improvisées dans un danger urgent, les tentatives heureusement audacieuses; elle enfante l'étroitesse des conceptions, les lenteurs du diagnostic, la timidité des prescriptions, la multiplicité ruineuse des consultations médicales.

Elle est contraire enfin *à la morale publique*; car la morale publique flétrit la calomnie, la délation, l'intrigue, les calculs de la jalousie et de l'égoïsme, les scandales inutiles; et bientôt la jurisprudence que je combats ici ferait surgir des passions les plus basses une foule de procès.

Je fais donc des vœux pour que la jurisprudence de la cour de Montpellier soit dénoncée au tribunal suprême; sans doute, à l'exemple du tribunal de Rodez, il reconnoîtra que l'*infaillibilité médicale*, malgré ses abus, malgré les sarcasmes qui lui ont été prodigués, est juste, légale, rationnelle et nécessaire.

Je sais bien qu'elle est la sauve-garde de l'ignorance, le palladium du charlatanisme; mais pourquoi la loi elle-même introduit-elle l'ignorance et le charlatanisme dans le sanctuaire d'Esculape? Pourquoi avons-nous des jurys médicaux, des écoles secondaires, des officiers de santé? Pourquoi les docteurs en médecine ne sont-ils pas soumis, comme les avocats et les notaires, à une surveillance disciplinaire? voilà la vraie source des plus crians et des plus nombreux abus qui discréditent et déshonorent la Médecine : c'est là qu'il faut les attaquer....

Agréez, etc.

C. P. Collard de Martigny.

Paris, le 4 juillet 1828.

TABLE DES MATIÈRES.

NOUVEAUX CONSEILS AUX FEMMES SUR L'AGE PRÉTENDU CRITIQUE, ou Conduite à tenir lors de la cessation des règles ; par C. S. D. M. P., Membre de plusieurs Sociétés savantes. Paris, 1828, in-8°., br.   1 fr. 25 c.

MANUEL DE LA PHYSIOLOGIE HUMAINE, ou Description succincte des Phénomènes de son organisation ; par Ph. HUTIN, interne des hôpitaux civils de Paris. Paris, 1826, in-18, br.
                                                                          4 fr. 50 c.

PRÉCIS ÉLÉMENTAIRE D'HYGIÈNE ; par MM. Buchez et Trelat, D. M. P. Paris, 1825, in-12, br.   1 fr. 50 c.

PRÉCIS SUR LE CROUP, ses causes, ses symptômes et les moyens de les prévenir, avec deux observations de guérison obtenue par l'application de moxa ; par A. Rivallié, D. M. P. Paris, 1826, in-8°., br.   1 fr. 50 c.

Sous presse pour paraître incessamment :

LEÇONS DE M. AMUSSAT, Docteur en chirurgie, Membre de l'Académie royale de Médecine, Professeur d'anatomie et de physiologie à l'Athénée, Professeur particulier d'anatomie topographique et de médecine opératoire : SUR LES MALADIES DES ORGANES GÉNITAUX ET URINAIRES DE L'HOMME ET DE LA FEMME, considérés sous les rapports anatomiques et physiologiques ; SUR LES HERNIES ET LES FISTULES STERCORALES ; publiées sous ses yeux, par MM. Adolphe Petit et Delphin Thiaudière, ses élèves, un vol. in-8°.

Imprimé en France
FROC021819210120
23239FR00022B/402/P